改訂版 鍼灸臨床における
医療面接

編著
明治国際医療大学名誉教授
丹澤 章八

医道の日本社
Ido･No･Nippon･Sha

共同執筆者

丹澤　章八（明治国際医療大学名誉教授）

伊藤　和之（国立障害者リハビリテーションセンター主任教官）

小泉　　豪（国分寺ひかり診療所所長）

福田　文彦（明治国際医療大学教授）

島田　　力（気流LABO代表）

瀬尾　港二（アキュサリュート高輪院長）

戸村　多郎（関西医療大学准教授）

菅原　之人（東京衛生学園専門学校教員）

三枝加代子（東京衛生学園専門学校教員）

谷　　美樹（社会福祉士）

改訂版の序

「この世に病気は存在しない。病人がいるだけだ」と、あるとき名医といってよい人物がいった。続けて彼は、現代医学は証明できない苦しみと痛みを、あたかも無きがごとく、その世界観を構築してきたが、真実の医療があるとしたら、まず、患者の苦痛を信ずることから始める以外に道はないともいった[1]。

本書、2002年7月発刊から版を重ねて、よくもまぁ15刷まで……。そんな想いのなかで、改訂版の序の冒頭は「まさに我が意を得たり」と、思わず膝をたたいた上記の言辞で飾ることにしました。

病者は、苦しみ・痛み・悩みをいっぱい詰め込んだ、見えないリュックを背負って医療の門をたたきます。まずは、リュックの中身を取り出すことが医療者の役目です。その役目を果たす行為が、患者・医療者がお互いに「信」を基盤としたコミュニケーションの上に展開される医療面接です。考えてみてください。リュックが空になったらどんなに楽になるでしょう。あらためて、医療面接は基本的医療行為であることは多言の説明を要さずとも、理解・認識していただけるでしょう。

改訂にあたっては、臨床の絶えなき目標である「患者中心の医療」を実践する上で、病者を生活者そのものとして、すなわち、病気に罹ったことでその人の身体状況の変化はもちろんのこと、人生観・生活環境・社会的背景にも、どのような反応があり、また、どのように変化したかそのものを、丸ごと理解・認識することの大切さを加筆しました。その認識を携えた医療面接の実践は、患者の医療者に対する「信」が高まることはいうに

及ばず、私が提唱し続けている"恕（思いやり）の臨床"の充実と深化にも連動します。

「"スキル"習得が先行し、医療面接の基礎である共感意識の理解にはなかなかたどり着けない」

こんな愁嘆を教育関連の場で耳にします。でも、それでよいのです。共感意識の理解が先行し、スキルの習熟が後続するのが本来ですが、スキルをも真似・実践化できないようでは、医療面接はいうに及ばず、己の臨床の型の創造などは論外です。

誠実に臨床経験を積み重ねていくと、患者が指示する方向に有る「こと」・「もの」が見えてきます。そのある「こと」・「もの」を読み取り、身体記憶として収めれば共感意識は自ずと芽生え、あなたの言動に自然に現われるようになります。その結果は、医療面接を通じて、患者を思いやり（恕）の「気」で包み、安心を与えられることは必定です。

本書が「患者中心の医療」実践者にとって、末永く袖珍（しゅうちん）の書として傍らにあることを、只管（ひたすら）に願ってやみません。

2019年4月

丹澤　章八

参考文献

1) 若松英輔．叡智の詩学　小林英雄と井筒俊彦．慶應義塾大学出版会．2015：133-134

初版　序にかえて

　本書上梓にはこんな経緯がありました。
　1988年5月にあん摩マッサージ指圧師、はり師、きゅう師（以下、「あはき師」と略）等に関する法律の改正法が公布され、「あはき師」の免許資格は、都道府県知事認可から厚生大臣（現厚生労働大臣）認可に格上げとなり、都道府県別に行われてきた資格試験は全国統一の国家試験（「あはき師試験」）に切りかわることになりました。試験実施に向けて技術的な問題を検討するため、厚生省（現厚生労働省）あん摩、マッサージ、指圧、はり、きゅう、柔道整復等審議会の中にワーキンググループ（編者が座長を務めた）が設置され、そこで検討・答申された試験の枠組みと実施要綱に基づき、1993年（平成5年）2月、第1回「あはき師試験」が行われました。このとき、受験者に視覚障害者が多いという特殊性に加え、国としても「あはき師試験」の実施は初めての経験なので、実施3年後を目途に実態調査を行い、その結果を踏まえて試験の内容・形式等を検討・再吟味するという申し合わせがありました。検討課題は、視覚障害者の受験条件に公平性が保証されているかどうか、また実技試験の実施は可能かどうかの2点でした。実技試験実施の可否を検討課題に入れたのは、「あはき師」のアイデンティティーを保証する施術技能の評価を含まない資格試験は、やや意義希薄の嫌いがあるという感慨が、「あはき師試験」にかかわるすべての関係者の心に残っていたからです。しかし現実問題として、国家試験に実技試験を組み込むことは事実上不可能なことは暗黙の了解事項でもありました。だからといって無為は許されません。がしかし、代替案を検討する方法論も見つからず思案に暮れていたのです。
　そのとき、検討の参考にと当局から手渡されたものがあります。それが「臨床能力の客観的評価に関する研究」と題する報告書（健康政策調査研究事業－平成6年度）でした。内容は、医学部学生を対象として客観的臨床能力試験（Objective Structured Clinical Examination － OSCE）を試行した結果、この試験（OSCE）は臨床能力の評価法としては極めて優れており、医師国家試験

への導入を視野に入れた検討を進める価値があるというものでした。

一読して私は、鍼灸教育界が従来から持っていた実技という概念は、刺鍼・施灸技術という狭い範囲から、問診（医療面接）に始まり病態把握・治療にいたる一連の医療技術（臨床能力）に拡大すべきであること、OSCEは「あはき師」の臨床能力の客観的評価法として十分適用できること、そしてOSCEを鍼灸の教育課程に導入することによって、実技試験にまさる客観的評価が得られ、結果的に臨床教育の充実につながるという確信に近いものを持ったのです。

そこで、まずはOSCEに依拠して「はり師」修学過程の3年生を対象にした実技試験モデルを作成し、筑波技術短期大学、東京衛生学園専門学校の協力を得て試行してみました。

結果は、OSCEは、教員にとっては、自分が教えた事柄がどの程度学生に伝わり消化されて（身について）いるか、学生にとっては、自分の臨床能力の実力は現在どの程度であるのかが、教員は学生を、学生は試験の遂行度を鏡としてはっきり写し出され、それぞれに的確な気づきを与えてくれる素晴らしい評価法であることがわかったのです。

同時にOSCEは、基礎的臨床能力は、まとまりをもって、しかも系統的に、教え、教わる必要性を強く認識させてくれたものでもありました。

よいことは知らしめ、広めなければなりません。早速、OSCE試行で得られた教訓を基に、系統的な基礎的臨床能力教育とその評価法の確立との必要性について啓蒙活動をはじめましたが、保守的な鍼灸教育界のガードは堅く、活動は頓挫しそうになりました。そこで活動の方向を、いわば原点に立ち戻った地道なものに切り替えることにしました。すなわち、基礎的臨床能力を、医療面接、身体診察、施術技量の3つの側面に大別し、各側面ごとに、組織に頼らない有志による研究活動を通して啓蒙活動を展開しようというものです。そしてとりあえず、臨床の入り口であり、かつ「患者とのコミュニケーション構築」にもっとも重要な働きを担う医療面接に関する研究会（医療面接研究会）を立ち上げることにしました。そのとき、この呼びかけに応じて自主的に参集した人々がいました。

その人々は、現代鍼灸臨床にあっては、患者中心の医療を実践するにあたり、

患者との良好なコミュニケーションの構築がもっとも大切であり、良好なコミュニケーション構築の働きを担う医療面接の臨床的意義の重大さを、深く強く認識している若き教員の方々でした。いうまでもなくその方々とは、本書の共同執筆者の皆さんです。それは本書上梓にさかのぼること4年前、1998年のことでした。

　第1回の会合から、早くもテキスト作りが話題になりました。というのは、それぞれが医療面接の重要性を認識して授業に取り組んでいるものの、医学生向けに出版されているテキストでは、鍼灸臨床における四診を包括した医療面接の特殊性はカバーできず、誰かよいテキストを書いてくれないものだろうかという願望を共有していたからです。話し合いの結果は、それではわれわれがテキストを作ろうではないか、という結論に達したことはむしろ当然の成行きでした。

　2000年、それはわれわれにとっては幸運と発展の年となりました。「文部省平成12年度専修学校職業教育高度化開発研究（特定研究推進事業）」に、東京衛生学園専門学校を代表校、東海医療学園専門学校と東京医療専門学校とを共同校とする研究組織をもって、「鍼灸等臨床教育におけるOSCE（客観的臨床能力試験）の導入に関する研究」という研究テーマで応募したところ、事業実施が採択されたのです。

　当然、医療面接研究会は上記の採択された研究会（OSCE調査研究会）に合流し、OSCE調査研究会の一分科会という研究基盤を得て、発展に向けて再出発できる幸運に恵まれたのです。そしてこれを契機に共同執筆者とその分担領域とを決め、本格的にテキスト作成に取りかかりました。ミレニアムの2000年、晩秋のことです。

　それから1年間、会合を重ねながら積み上げた原稿は優に400ページを超える大部になりました。これではテキストとしては重過ぎます。それをできるだけ平易に簡潔にまとめ、文脈を整える編集作業を年を越えて精力的に続けました。そしてようやくここに、わが国ではじめて、医療面接を主題にした鍼灸臨床のテキストが完成したのです。

さて、本書の読者対象は、鍼灸医学の修学生を意識して執筆・編集をしました。がしかし、医療面接という語彙が鍼灸臨床に登場してきたのはごく最近のことです。したがって一方では、医療面接と、その鍼灸臨床における意義とをはっきり認識していただくために、第一線で活躍されている鍼灸臨床家の方々も対象の視座に大きく捉えた編集を心がけました。テキスト編集の慣習にはとらわれず、理論よりまずは実践を主眼に置き、冒頭に実践編を据えたのもその意図するところの現われです。

　なお修学者の方にとっては、通読しただけでは、多少難しいと感ずる部分があるかもしれません。しかし本書の内容は、鍼灸臨床において「よりよく患者を理解するため」の医療面接に関する知識と技法のいわば基礎編といってもよい事項（essential minimum）です。再読して理解を深めてください。

　本書が、修学生にとっては、医療面接に対する理解と臨床における意義の深さについての認識を深め、全人的医療の実践者として活躍する素地の形成に役立つことを、また鍼灸臨床家にとっては、日々の臨床における患者中心の医療がさらに充実するために、それぞれ応分のお役に立つことができるとするならば、これに優る慶びはありません。またそうあって欲しいと本心から願っています。

　医療面接の理論と技法が展開される臨床そのものを支えるのは、鍼灸師の生活者としてのもてなしの心であり、他者に対する温かい気遣い、心配り、尊敬であることは忘れてはなりません。そして、それらはみな生命に対する畏敬の念から生じてくるのです。

　おしなべて医療者は、病める人を見たときにその心を汲み、苦しみの彼方に光が訪れることを共に願う感性ゆたかな人間であり続けたいものです。

2002年6月

丹澤　章八

目　次

実践編　13

第1章　医療面接とは
―医療面接をはじめる前に知っておくこと―　14

1 医療面接と問診との違い……14　2 医療面接の役割……22

第2章　鍼灸臨床における医療面接の実際　25

患者を迎える前の準備……25

1 リラックスした雰囲気づくり……25　2 予診票の活用……26　3 診療室のセッティング……27　4 身だしなみのチェック……29

患者を迎え入れる―医療面接の導入―……30

1 患者への挨拶……30　2 患者の確認……30　3 自己紹介……31　4 これから何が行われるかの説明……31

医療面接のはじめかたと対話の実際……33

1 面接の前半……34　2 面接の中間……35　3 面接の後半……38　4 面接の終了―診察・治療への誘導―……47

第3章　面接に必要な態度と技法　50

1 傾聴……50　2 促し……50　3 繰り返し……50　4 沈黙……51　5 支持と共感……51　6 要約と確認……51　7 明確化・いい換え……52　8 視線……52

第4章　四診の活用　53

1 望診……53　2 聞診……54　3 切診……54　4 問診の進化型が医療面接……55

解説編　59

第1章　鍼灸師の姿勢と医療面接とを古典に探る ―― 60
鍼灸師の資質とあるべき姿……60
鍼灸医療と現代医学の診療形態の比較……63
「触れる」ことの重要性……65
医療面接を古典に探る……67

第2章　医療面接の目的と構造
　　　　　　―よりよく患者を理解するために― ―― 70
医療面接の目的……70
鍼灸医療そのものがコミュニケーション……73
医療面接の構造……75
　1 医療面接の構造は定型にしばられない……75　2 面接の流れの主導権は患者にある……76　3 患者の感情面への細かい対応……78

第3章　医療面接とコミュニケーション ―― 80
患者と鍼灸師との関係……80
コミュニケーションの基礎……82
　1 コミュニケーションとその仕組み……82　2 コミュニケーションを構成する要素……84
コミュニケーションの実際……90
　1 挨拶……90　2 ことば遣い……94　3 身だしなみ……99　4 環境の整備……101

第4章　質問法 ―― 103
　1 開放型質問……104　2 閉鎖型質問……105　3 その他の質問法……106

第5章　医療面接に求められる態度
　　　　　　―傾聴の実現のために― ―― 110
傾聴とは……110

傾聴に必要な態度……111
1 身構えのない態度……112　2 相手をありのままに受け容れる態度……113　3 共感する態度……114　4 余裕のある落ち着いた態度……115　5 馴れ馴れしくも、突き放してもいない態度……115

傾聴を実現させる技法……116
1 促し……116　2 繰り返し……117　3 要約と確認……118　4 解釈……120　5 自信……121　6 沈黙……121　7 明確化……122　8 直面化……124

身体全体の傾聴……125

第6章 患者の解釈モデルを聴く ── 129
1 解釈モデルとは……130　2 解釈モデルの背景……132　3 Kleinmanの病苦・疾病観……132　4 病苦と疾病とによる二分法の利点……133　5 なぜ解釈モデルなのか……133　6 解釈モデルを捉える……135

第7章 解釈モデルを支える認知機能 ── 137
1 解釈モデルは変容する……137　2 目から得た情報と知識を使った推論……138　3 耳から得た情報の理解と推論……140　4 物語りの記憶と変容……141　5 解釈モデルとスキーマ……143　6 解釈モデルの再構成……143　7 スキーマを増やして磨く……145

第8章 患者への説明と教育 ── 147
鍼灸臨床における説明と教育の意義……147
1 説明とは……147　2 教育とは……149

説明と教育の実践……150
1 説明の実践……150　2 教育の実践……153

実施上の留意点……155
1 説明……155　2 教育……156

第9章 患者の特性に応じた医療面接 ── 158
性に応じた関わり……158
1 鍼灸臨床とセクシュアルハラスメント……158　2 面接時に特に注意すること……159　3 患者からの性的アプローチと対策……161

世代に応じた関わり……162
1 幼児・学童患者との面接……162　**2** 高齢者との面接……165

身体の不自由な患者への関わり……167
1 面接時の基本的なマナー……167　**2** 面接の手順……168　**3** 視覚障害を有する患者への関わり……169　**4** 聴覚障害を有する患者への関わり……170　**5** 肢体不自由を有する患者への関わり……172　**6** 内部障害を有する患者への関わり……173

対応に工夫を要する医療面接……174
1 抑うつ気分を有する患者……174　**2** ターミナルな状態にある患者……174

学習編　177

第1章　自分で学ぶ ── 178
1 日常の場を通して自分で学ぶこと……179　**2** 具体的な方法……179

第2章　グループで学ぶ ── 183
グループの構成と役割……183
ステップを設けた学習法……184
1 ステップ1の学習法……186　**2** ステップ2の学習法……188　**3** ステップ3の学習法……190　**4** ステップ4の学習法……192　**5** 模擬患者参加による学習……192

付録　……195
　症例シナリオ……196
　医療面接評価票……204

索引……208

実践編

第1章

医療面接とは
―医療面接をはじめる前に知っておくこと―

　医療面接（medical interview）の学習と実践に先立って、これだけは知っておかなくてはならない大切なことがあります。それは、医療面接が臨床でどのような役割を持ち、その役割がどれほど重要であるかです。実践編・解説編・学習編へと読み進む前に、この章は必ず読んで、学習と実践の足固めをしてください。
　それではまず、問診と医療面接との違いを確かめておきましょう。

1　医療面接と問診との違い
　臨床の場で医療者と患者との間で交わされる会話は、一般に問診といわれてきました。それがいま医療面接ということばに置き換わったのです。置き換わった最大の理由は、医療は患者（病者）を中心に据えた医療－「患者中心の医療」－に変わらなければいけないということを、医療界全体が気づき直したからです。
　では問診と医療面接とは一体どこが違うのでしょうか。実は、その違いをはっきり認識することが、私たちが携わる医療の本質の理解につながるのです。
　次の文章から、その違いをしっかり読み取ってください。

　　「問診とは、疾病の診断に必要な病歴をとることを目的とした患者と

の会話である。一方、医療面接とは、患者が訴える苦しみ（病苦）に耳を傾け、病苦をもたらした原因を探ることと、病苦がその人にどのような意味を持っているかを確かめるために交わされる患者との対話*である」

> *会話と対話ではどこが違う？：対話とは、その時々の話題にそって日常的に行っている言葉のやりとり（会話）ではなく、ある特定の話題について突っ込んで話し合うことです。そして医療面接における対話には、患者と医療者とが話し合った内容を、お互いが協力して、患者を主人公とした物語り（ナラティブ）にまとめ上げていく作業が含まれている、というように理解してください。

また、少し違った表現になりますが、

「問診は、医療者が患者を主に医学的関心の対象、つまり臓器や器官を持った人として見る立場で行われるものである。一方、医療面接は、患者の身体面（臓器や器官を持った人）だけを対象とするのではなく、苦しみを抱えながら生活し、活動している人（地域社会の生活者）として、心理的な面や社会的な面もみんな含んだ、つまり患者を全人的に捉える立場で行われるものである」

以上の二つのうち、どちらの表現でもよいですから、自分にピッタリくるほうを選んで、問診と医療面接との違いをしっかりインプットしてください。この違いが理解されていないと、この先には進めません（図1）。

(1) 生物心理社会モデルと医療面接

ここで、効果的な医療面接を実践するための基調となる生物心理社会モデル（Bio-psycho-social：BPSモデル）を紹介します。BPS臨床アプローチ（後述）は、臨床における問診と医療面接の役割の違いをはっきり認識することにも役立ちます。

二十世紀は、疾患を生物医学モデル（疾患の原因を特定の原因に還元し、

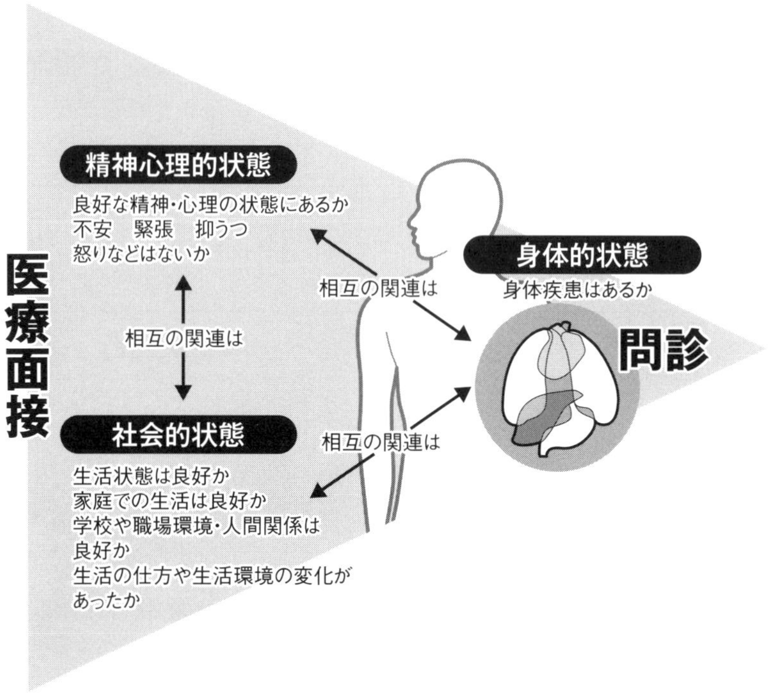

図1 身体・心理・社会的三角形を用いたアプローチ

［医療面接］

精神心理的状態
良好な精神・心理の状態にあるか
不安　緊張　抑うつ
怒りなどはないか

↕ 相互の関連は

社会的状態
生活状態は良好か
家庭での生活は良好か
学校や職場環境・人間関係は良好か
生活の仕方や生活環境の変化があったか

相互の関連は

身体的状態
身体疾患はあるか

［問診］

相互の関連は

物理化学的に説明することで疾患を科学的に解明するモデル）によって要素還元的に診断し、治療法を開発することで、医学・医療を大きく進歩させてきました。しかし反面、生物医学モデルによる医療は、もっぱら疾患という"もの"の探索に絞られ、疾患を抱える"ひと＝患者"に対する理解が疎かになり、「まなざしが人間性全体に届かない"患者不在"の医療」があらわになり、社会問題化しました。当然、医学界は反省し、世論の同調も加わって、二十世紀後半からは声高に「患者中心の医療」の実践が叫ばれるようになったのです。

「患者中心の医療」の実践には、患者を全人的に理解することが大前提

です。1977年、ロチェスター大学の精神科医 Engel は、患者を全人的に理解するためには、生物学的要因の視点からだけでは不十分であり、患者を医療者と対等の存在として認識することを前提とし、生物学的要因（biological factor）に、患者の心理学的要因（psychological factor）と、患者を取り巻く社会学的要因（social factor）とを加え、同時に、それぞれの要因の関係性を総括的に認識する視線が必要であると説き、その視点を、生物医学モデルと対比して「生物心理社会モデル─ Bio-psycho-social：BPS モデル」として提唱しました[1]。

　臨床における BPS モデルの実践・展開の主体は医療面接です。医療者の患者に向けるまなざしが、生物医学モデルの範囲にとどまる場合は「問診」であり、BPS モデルによって包括的に範囲を広げた場合が「医療面接」です。図1で示した内容を併せて、両者の臨床での位置づけと役割の相違とがはっきり認識できると思います。

　そこで、BPS モデルを深く理解するために視覚化してみましょう。

　図2で示すように、BPS モデル[2] は、一般システム理論＊を基盤とし、階層的構造と連続性を持っています。

> ＊一般システム理論：ミクロからマクロまでさまざまな現象をシステムとしてとらえ、これら多様なシステムに適用可能な一般理論を構築しようとするもの。

　図2を一見して、個人を囲む太線の内側の部分のみを知っただけでは、人間（個人）という複雑な有機物の全体性・人間性をとらえる[3]ことはできないと納得できるでしょう。個人は自然システムのすべての要因・事象と関連性を持った存在なのです。

　それでは、BPS モデルを用いて"病者"をどのように理解すればよいかを考えてみます。ちなみに高血圧症を図3に落としこんでみます。

　自覚症状をもとに、図3の個人の内側にある太線で囲まれた部分の情報を分析・統合すれば、普遍的な"疾患（disease）"としての高血圧症は認

知できます。しかし、特定の個人が高血圧症を患った場合は、その高血圧症は普遍的な疾患としてではなく、その個人特有の"病い≒患い（illness）"として認識する必要があるのです。

図3で見るように、高血圧症に対する理解度には個人差があるでしょうし、家庭持ちか独身かで生活習慣、特に食生活は違うでしょう。仕事にも変化があるかもしれません。特定の生活信条などがあればその影響を考えなければなりません。つまり、その個人（病者）は、個人を取り巻く生物環境の中の生活者として全人的に理解しないと、その個人（病者）の"病

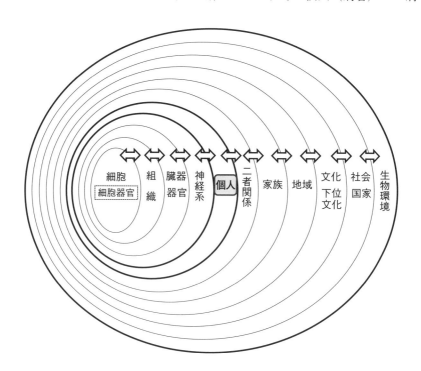

図2 BPSモデルを理解するための自然システムの階層性と連続性

〈出典〉Engel.G. The clinical application of the biopsychosocial model. Am J Psychiatry, 1980：137（5）：535-544を参考に作成

い≒患い（illness）"の理解につながらないのです。そこにBPSモデルの導入の必要性があるのです。

　生物心理社会的な臨床アプローチ（BPS臨床アプローチ）は、患者が語る愁訴と物語り（解釈モデルを含む）を傾聴し、心理的側面・生活環境・社会的側面・人間関係などがどのような状態であるか、どのような変化が起きているかを、できるだけ詳しく聴取し、BPSモデルの概念図を意識した医療面接によって、全人的に患者を理解することです。その臨床実践が、すなわち「患者中心の医療」にほかなりません。

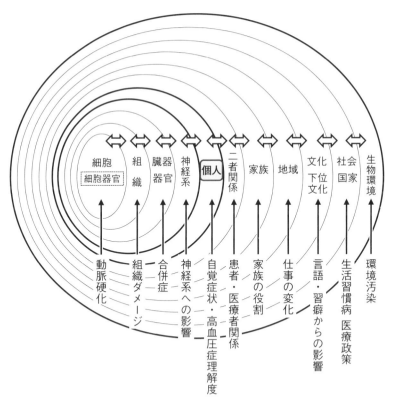

図3 自然システムの階層性から見た高血圧症

〈出典〉Engel.G. The clinical application of the biopsychosocial model. Am J Psychiatry,1980：137(5)：535-544を参考に作成

(2)「患者中心の医療の方法」と医療面接

患者中心の医療はBPSモデルを基調とし、医療面接を技法として展開される医療です。

1995年、カナダのウエスタンオンタリオ大学家庭医療学講座グループによって提示された「患者中心の医療の方法」は、具体的な臨床技法モデルとして提示されたものであり、次に紹介しておきます[4]。

「患者中心の医療の方法」は、次の四つのコンポーネントで構成されています。
1. 健康観・疾患・病いの経験を探る
2. 全人的に理解する
3. 共通基盤を形成する
4. 患者・医療者関係の強化

図4を照合しながら学んでください。

コンポーネント1は「開放型質問」（⇨p.34参照）によって、病歴を聴取して疾患（disease）を鑑別するための情報収集であるA円、同時に病い（illness）に対する思い（病気に対する自己理解・解釈、治療に対する期待、病気に対する不安・恐怖、生活・仕事・人間関係への影響－解釈モデルに相当－）を意識して聴取するB円、加えて健康観が患者の人生にどのような意味を持つかというC円などを同時並行的に聴取し、ABCを統合して理解します。なお、解釈モデルについては解説編6章で詳しく述べます（⇨p.129参照）。

コンポーネント2では、患者が個人のライフサイクルのどこにいるのか、家族のライフサイクル（⇨p.163参照）のどこにいるのか（近位の背景*）ということと、地域コミュニティ、社会の経済状況、ヘルスケアシステム、地理的条件（例えば過疎地で交通の便が悪い）、生態環境（例えば地域的公害など）のどこに位置しているのか（遠位の背景*）を把握して、全人

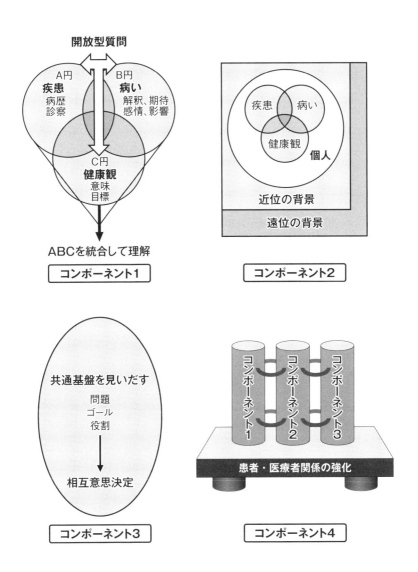

図4 「患者中心の医療の方法」における四つのコンポーネント

> *近位の背景：家族、家計、教育、職業、趣味、社会的サポート
> *遠位の背景：地域コミュニティ、文化、社会の経済状況、ヘルスケアシステム、社会・歴史、地域条件、マスメディア、生態系（自然環境、気候）

的理解（図の生物環境の中の個人）に努めます。

コンポーネント3は、前述の1と2から抽出される複数の問題点を挙げ、その問題を解決（患者・医療者双方が納得できる診療・治療計画に向かうためのゴールの設定）するための役割を決め（例えば「私はこの援助や治療をします」「あなたは日常生活としてここに十分気をつけてください」というように、患者が積極的に診療に関わる姿勢を共有すること）、患者・医療者間の相互理解と相互同意を通じた共通基盤を築くという、コンポーネントの中で最も重要な部分です。

最後のコンポーネント4は、患者・医療者間の関係性の強化です。医療面接に臨む態度に一貫して共感性を求め、かつ、意識することと、三つのコンポーネントが十分展開できる基盤づくりの必要性が強調されています。

さて、「患者中心の医療」に即した医療面接を、効果的に展開するために必要な基盤は一体何でしょうか。考えてみてください。それは前述の臨床技法モデルにおけるコンポーネント3でも示されている"患者・医療者間の相互理解と相互同意を通じて築く共通基盤"です。

2 医療面接の役割

臨床とは、患者と医療者とがその場に居合わせるという条件のもとに、はじめて成立する医療の場です。そして、その場で解決を求められている一番大きな課題は、患者が訴える苦しみ（病苦）から患者を救い出すことです。

それでは、その課題を解決するための方策は何でしょうか。もちろん臨床のすべてが方策です。では、その方策がよりよく機能するために何が必

要でしょうか。それは「患者－医療者間の良好なコミュニケーションである」という答えに尽きます。そしてそのコミュニケーションから、患者－医療者の間の信頼関係、患者理解のための情報収集、適切な患者教育が生まれるのです。

　臨床における医療面接の基本的な役割は、その患者－医療者間の良好なコミュニケーションづくりにあります。つまり医療面接は、よりよく患者を理解し、患者－医療者間の信頼関係の基をつくる、臨床の全過程を貫いて実践される基本的医療行為なのです。

　ここで、あらためて医療の目的を考えてみます。

　医療の目的は患者から疾病（disease）を取り除くだけではなく、患者が感じている病苦（illness）を招いた心理的・社会的な問題やその経過、あるいは病苦が患者の生活にどのような影響を及ぼしているかなどを知ったうえで、患者自身の力を引き出しながら治療から健康へと導くことです。そしてその実践の場が臨床です。

　とすると、医療面接は臨床の最初のステップであり、これを建物に例えれば入口・受付に当たる大切な場所になります。

　「いったい、この人の病苦の原因（必ずしも疾病とは限りません）は何なんだろう」「疾病によってこの人はどんな辛い思いを抱いているのだろうか」「どうしたら、この人は疾病とそれに伴う辛さ（病苦）から解放されるのだろうか」という、いま目の前にいる患者という人（生活者）が抱えている問題の解決策を、対話を通しながら一緒に考えるところに、医療面接の大切さと意義とがあります。しかも、患者の話を一生懸命理解するかたわら（一生懸命話に耳を傾けることを傾聴と言います）、患者の心情や表情、身体の動きなどを注意深く観察する過程で、しばしば患者自身も気づいていない病苦の根源までを明らかにできることがあります。

医療面接とは、疾病と病苦に関して、患者と医療者との間で行われる対話と観察の総体であり、診断・治療とその後のケアとに欠かせない医療的行為なのです。

第1章の参考文献

1) Engel.G. The Need for a New Medical Model : A Challenge for Biomedicine, Science, New Series, 1977 : 196(4286): 129-136
2) Engel.G. The clinical application of the biopsychosocial model. Am J Psychiatry, 1980 May: 137(5): 535-544
3) 北村 大 . Patient Centered Clinical Method(患者中心の医療の方法)と BPS モデル . レジデント 2016 : 9(3): 20
4) Moria Stewart, Judith Belle Brown, W Wayne Weston, et al .Patient-centered medicine :Transforming the clinical method. 3rd ed, Radcliffe Publishing Ltd, 2014.

第2章
鍼灸臨床における医療面接の実際

　ここからは、医療面接とはどんなものか、理論より、まずは実際にやってみようという人々のために用意したものです。ですから、医療面接の流れや仕組み（構造）については、実践や体験をするために最低限必要な事項と、その説明にとどめてあります。

　医療面接をより深く理解し、良き臨床家を目指すためには、実践編の本文に示されている参照ページを随時に開き、その項目を熟読して知識を深め、実践に活用するように努めてください。

患者を迎える前の準備

1　リラックスした雰囲気づくり

　通常、初診時には、鍼灸師と患者とはお互いに見も知らない他人の関係です。その知らない者同士が臨床の場で出会い、最初に行うコミュニケーションが医療面接です。当然、その場には多少の不安感や緊張感が漂いますが、これはむしろ自然な現象です。

　患者側にしてみれば、疾病に対する不安感に加えて、「この鍼灸師はちゃんと診てくれるだろうか」「自分の苦しさを理解してくれるだろうか」という心配と緊張感があるでしょうし、たとえ鍼灸治療の経験があったと

しても、初めて出会う鍼灸師であれば「どんな治療をされるのだろうか」といった不安はあるはずです。ましてや、鍼灸治療の未経験者ではなおさらです。

一方、鍼灸師側はどうかといえば、鍼灸の臨床にはさまざまな症状を訴える患者が来院するので、「自分の手に負えない難しい患者だったらどうしよう」という潜在的な不安感があるうえに、たとえ無意識であっても患者から信頼されたいと思う心と、「満足してもらう治療をしなくては」という職業意識とを伴った緊張感があります。

両者が抱いているこれらの不安感や緊張感は、その度合いがほどほどであれば、臨床という非日常的な雰囲気をほどよく引き締めてくれるのですが、度が過ぎたり、長引いたりするとコミュニケーションを築くことが非常に難しくなります。過剰な不安感や緊張感は医療面接にとって「百害あっても一利なし」といえます。

医療面接の第一歩は、この過剰な不安感や緊張感をできるだけ取り除き、リラックスした雰囲気をつくり出すことです。

いうまでもなく、リラックスした雰囲気をつくるためには患者を迎える前の準備が大切です。準備が不十分な状態で面接を開始すると、医療面接で最も大切な最初の出会い（第一印象）でつまずく場合が多いものです。

2 予診票の活用

患者に予診票（年齢、性別、職業、主訴、思い当たる主訴の原因、発症の時期、全身状態、健康状態、既往歴等の項目）に記入してもらうと、患者はこれらの項目はあらかじめ鍼灸師が知ったうえで面接してくれるという安心感を持ち、余計な緊張感がほぐれます。

鍼灸師としても、面接の前に患者の大まかなプロフィールがつかめて、臨床に臨む心構えができます。また、これらの項目について、患者と一緒に確認しながら面接を進められるので、患者が抱えている問題に対して、

共通した理解が持てるだけでなく、複雑な訴えや病態の整理にも役立つというメリットがあります。

予診票の書式や項目は参考書を見ながら自分でつくってみましょう。

3　診療室のセッティング（⇨ p.87、101参照）

診療室は、患者がリラックスできて、対話が弾むような雰囲気のセッティング（机、イス、治療用ベッド、家具類等の配置）に気を配ります。

医療面接は、机、イスが用意された部屋で、患者と医療者とがともにイスに座った状態（対座は、90度法がよいとされています）で行われるのがよいとされています（図5）。

しかし、鍼灸の臨床では、医療面接のための机が用意されていることは少なく、通常では患者は治療用ベッドに座ってもらうか、または寝てもらった状態で面接が行われることが多いようです。

こうした面接のスタイルを患者はどのように思っているのでしょうか。

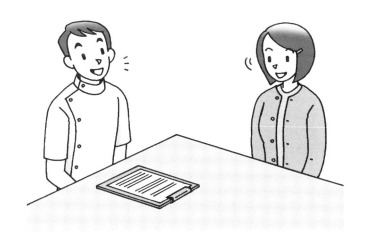

図5　90度法の対座

体を横たえられるのでリラックスできるという肯定的な意見がある一方で、実は意外に否定的な意見も多いのです。

例えば、「自分がベッドに座り、鍼灸師は立った状態での面接は、落ち着いて話ができない」「寝た状態での面接は、上から見下ろされているようで圧迫感を感ずる」「いきなり寝かされると何をされるかと不安」等の意見です。

医療面接は、患者とのコミュニケーションを築く場であることをはっきり認識していれば、少なくとも初診の患者に対しては机を用意して、お互いにイスに座った状態で対話ができるスペースのセッティングが必要です。たとえそのスペースがない場合でも（症状によってはイスに座れない患者もいます）、患者は、鍼灸師が自分の目線とできるだけ高低差がないような状態（イスに座るとか、中腰になるとか）で面接が行われるのを望んでいます（図6）。

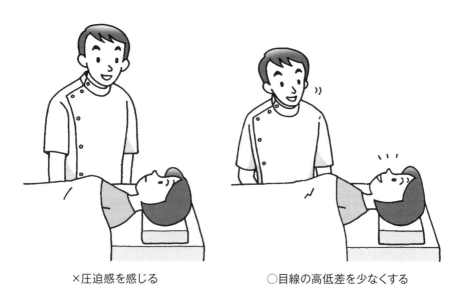

×圧迫感を感じる　　　　　　〇目線の高低差を少なくする

図6 目線の高低差に配慮

4 身だしなみのチェック (⇨ p.99 参照)

患者は、鍼灸師に対して清潔で信頼できる存在であることを願っています。鍼灸師は絶えず患者から見られ、観察されている存在であることを忘れてはいけません（図7）。

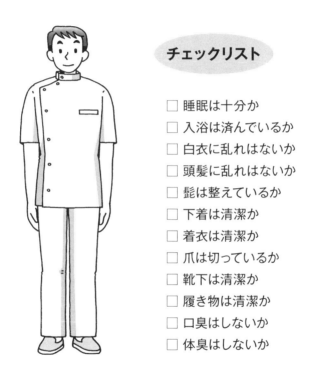

図7 身だしなみのチェックリスト

患者を迎え入れる―医療面接の導入―

さあいよいよ、患者さんを診療室に迎え入れて、医療面接を始めます。
迎え入れは、ドアを開けて丁寧に迎え入れることを習慣づけてください。イスに座ったまま大声で呼び入れるのは、医療者として決して好ましい行為とは言えません。

1　患者への挨拶 (⇨ p.90参照)

挨拶とは、お互いが出会ったときに友好的であり、敵意のない気持ちを伝えるシグナルです。
つまり、知らない者同士の最初の出会いには欠かせないシグナルです。

「はじめまして」「おはようございます」「こんにちは」「お待たせしました」
　などが一般的ですが、状況に応じて、
「今日は暑いですね」「寒さが続きますね」
　などの四季に応じたことばを加えて、気分を和らげるようにします。

2　患者の確認

患者をイス（あるいはベッド）に誘導して、お互いが腰掛けた（位置に着いた）あと、まず患者が本人であることを確認します。

　　　確認は「○○さん」と苗字だけでなく、
「○○ ○○さんですね」と名前を入れて、フルネームで呼びます。

3　自己紹介 (⇨ p.92参照)

　患者の確認が終わったら、次は自己紹介です。
　知らない者同士が初めて出会ったとき、お互いに自己紹介をするのはごく当たり前のことです。自己紹介をするのは、私（鍼灸師）とあなた（患者）の関係は、対等な関係ですというメッセージであり、良好な患者 − 鍼灸師関係の構築に役立ちます。

「**本日、担当します○○です。よろしくお願いします**」
「**○○先生のもとで、実習をしております○○です。本日はよろしくお願いします**」
　などが一般的な自己紹介です。

4　これから何が行われるかの説明 (⇨ p.147参照)

　経験したことがない雰囲気の中で、これから何をされるのかわからない状況は、患者に余分な不安感と緊張感を与えるものです。
　自分が誰なのかを相手が知り、相手が誰なのかを自分でもわかり、これから何をされるのかがわかると、かなりリラックスできるものです。その意味から、これから何が行われるかを説明するのは大切なことです。実際には、

「**では、はじめに、○○さんから話をお聞きして、それからお身体の状態を拝見して、そのあとで治療を行いたいと思います。よろしいでしょうか**」
　などです。

　これに加えて、鍼灸の臨床における面接と診察の特殊性（鍼灸医学的な診察）を説明して、患者にあらかじめ了解を得ておくことも忘れないよう

にします。臨床における最初の説明が大切であることを十分認識し、参照例などを参考にして自分のことばで伝えるようにします。

　以上をまとめて、例示すると次のようになります。

患者を迎えたときの対話例

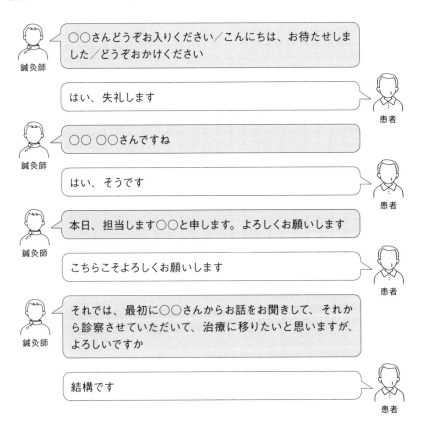

鍼灸師

はり・きゅう治療には鍼灸医学的な診察といいまして、舌や脈、お腹や背中を拝見して、身体の状態を診る診察法があります。そのような診察のほかに、いま○○さんがお悩みの症状とは直接関係のないようなお体の調子についてもお聞きすることがありますが、よろしいでしょうか

よろしくお願いします

患者

医療面接のはじめかたと対話の実際

　お互いの挨拶が終わると、いよいよ対話が始まります。

　対話のきっかけは質問です。適切な質問は面接を成功させるポイントです。質問の内容はさまざまですが、病態を把握するために必要な情報を、一つひとつ入手するための質問（医療者の立場からの質問）は重要です。さらに患者の訴えの背景にあるものや、苦痛によって生まれた悩みや問題点などをうまく聞き出す質問（患者と同じ立場である生活者の一人として聞く質問）も同じように重要です。

　具体的には、患者の主訴に対しては、現代医学的、鍼灸医学的な病態や鑑別のスキーマ（⇨ p.141参照）を頭に浮かべつつ適切な質問を投げかけ、苦痛によって影響を受けている患者の悩みや問題点に対しては、共感と支持とに支えられた温かく包み込むような質問をして、病苦を抱える患者の全人的なプロフィールを描き出していくのです。

　質問をうまく使って、患者の全人的なプロフィール（患者の物語りの全貌）を描き出していくような面接ができれば、一人前の鍼灸師といえるでしょう。そのためには豊富な知識と経験が必要ですが、まずは上手な質問ができるように、面接で用いる質問の機能と特徴の十分な理解が必要にな

ります。

　これからその説明を面接の流れに沿って進めますが、具体的でわかりやすいように、ここでは面接の流れを三つに区分しました。しかし、この区分は便宜上のものであって決して定型的なものではありません。本来、面接は患者の物語りによって、流れも形も自在に変わるものですから。

1 面接の前半

(1) 開放型質問（open-ended questions）を活用する（⇨ p.104 参照）

　面接がうまくいくかどうかは、最初の数分間にかかっているといっても いい過ぎではありません。それほど、この数分間は大切です。

　その数分間の間に活用する質問が、「開放型質問」です。

　「どうなさいましたか」に代表される質問で、患者の答えの内容を限定せず、患者にとって大切と思うことなら何でも答えられ、それも患者自身の表現で自由に答えられる質問です。

　最初はこの「開放型質問」を皮切りにして、できるだけ患者から話を導き出すようにします。そして話を聞く側に回った鍼灸師は、患者が話を続けられるように促しながら（⇨ p.116参照）、傾聴に徹するのです。このように「開放型質問」と傾聴とは表裏一体の関係です。

　この質問の特徴は、患者が一番困っていること、一番訴えたいことが最初にでてくることです。そして患者は、自由に話をさせてもらっているという満足感が得られます。この満足感が、良好な患者－鍼灸師間のコミュニケーションの形成を促進させます。その意味から「開放型質問」は面接の前半ではたいへん有用な質問です。

　問題点は、患者の話を限定できないので、鍼灸師がほしいと思う情報を確実に手に入れることができない場合があります。実際には、

　　「どうなさいましたか」
　　「どんな具合いですか」

「今日はどういうことで**鍼灸治療を受けに来られましたか**」

　などですが、その他に、例えば痛みを訴える患者には、

「**その痛みについて、もう少し詳しくお話をしていただけませんか**」

「**どんなふうな痛みですか**」

　など、やや話の内容を限定した質問もあります。

(2) 面接の前半でしっかり把握しておきたいポイント
- **患者が一番訴えたいこと（主訴とほぼ同義）と患者はその訴えをどのように表現したか**

※主訴を診療録に記載するときは、原則として患者の訴えたことばをそのまま書きます。

- **鍼灸治療を受療した動機、または理由**

　以上の2点がポイントです。

　この2点は、これから、患者と鍼灸師との間で交わされる対話の主題（テーマ）になるものです。対話を一筋の道に例えるとすれば、この2点は、その道の起点と進むべき方向とを定めるものです。

2　面接の中間

(1) 閉鎖型質問(closed questions)や重点的質問(focused questions)、要約を活用する

　面接の中間は、患者の主訴をめぐる話題が中心になるので、「開放型質問」で収集できなかった情報をはっきりした目的をもった「閉鎖型質問」（⇨p.105参照）、または「重点的質問」（⇨p.106参照）で面接を進め、主訴の全容（病態像）を把握し、患者の病歴を編集するための情報を収集します。参考として、情報聴取項目として、日常的に汎用されているOPQRST[1]を紹介します。

例えば患者の主訴が腰痛であれば、
① 「痛みはいつから、どんな状態で始まりましたか」と発症（Onset）の時期と状態とを尋ねます。加えて、「腰痛が始まった原因など、何か気がつくこと（思い当たる動機）はありますか」を尋ねます。
② 「どの辺りが一番痛みますか」と、部位（Region）を尋ねます。
③ 「どのような痛みですか」と、痛みの性質（Quality）と、どの程度（Severity）かを尋ねます。
④ 「どんなこと（ある動作を行う、例えば前かがみ姿勢など）をすると痛みがひどくなりますか、どんなことをする（温める、冷やす、安静を保つ）と痛みが軽くなりますか」と、増悪・緩解因子（Provocative/Palliative factor）を尋ねます。
⑤ 「足がしびれたり、痛みが腰から足先の方へひびいたりしませんか」と、関連症状・放散痛（Radiation/Related symptom）を尋ねます。
⑥ 「腰痛はひどくなっていますか、軽くなっていますか」と、経時的変化（Time course）を尋ねます（日内変動を含む）。
⑦ 「腰痛の他に気になる症状はありませんか」と、随伴症状（Symptom/associated）を尋ねます。

以上、OPQRSTは、現病歴の全容をほぼ掌握できる項目として推奨されています。
　そして主訴（随伴症状があればそれも含め）が、患者の日常生活や活動にどのような支障を引き起こしているかどうか、ひいてはQOLにどのような影響が及んでいるかをも確かめます。
　この段階で、鍼灸師は収集できた情報を頭の中でよく整理して病歴を編集し、それを手短に要約としてまとめます。そしてその要約を患者に伝えます。

患者に伝える要約例

鍼灸師

> いままでにうかがったお話をまとめてみますと、腰の痛みは、3日前のお引越しの準備で重いものを持ち上げたとたんにギクッと腰にひびいて以来のことで、その日は動けないほど痛かったが翌日からは何とか歩けるようになった。でも前かがみが辛くて顔を洗うこともできない。いまは特に左の腰が痛くて左の足にも少ししびれがある。温めると楽になるが、まだ通勤は自信がない。5年前にも今回のような「ぎっくり腰」になり、そのときは鍼でよくなった経験があるので、とりあえず今度も何とか早く出勤できるようにと思ってここへいらっしゃった。と、こういうお話になると思いますが、これでよろしいですか。何か間違っているところはありませんか

　この一連の対話で、お互いに理解した情報に不足はないか、また間違っていないかどうかを確かめ合い、患者の問題に対する共通認識をつくり上げます。

　「閉鎖型質問」は、こちらがほしいと思う情報が効率よく確実に得られるのが特徴です。問題点は、対話のテンポが速くなり、せきたてられているような感じになることです。ですから「閉鎖型質問」ばかりで対話が進んでしまうと（従来の問診はこの質問形式がほとんどでした）、患者は自由に話をさせてもらえないという不満足感がつのります。

　そこで、適宜に「開放型質問」を織り交ぜながら面接を進める要領（コツ）を覚えなければなりません。このあたりのコツを身につける方法を解説するのはたいへん難しく、残念ながら文章ではなかなか表現しきれないところです。

　コツを体得するには、患者を鏡として自分の面接を絶えず自己評価するという習慣をつけることと日々の努力との連続に尽きます。

(2) 面接の中間で把握しておきたいポイント
- 患者の訴え（主訴）の詳細を把握
- 面接の前半と中間で収集した情報の要約と、正しいかどうかの確認

以上の2点がポイントです。

この2点は、医療面接の核心となる部分です。対話のテーマを起点として伸ばしてきた道の幅を広げ、地ならしをして凹凸をなくす作業です。そしてその作業は、患者と鍼灸師とが個々ばらばらではなく、お互いの共同作業で進めていることを確認します。

ここで、**表1**を見ながら、「開放型質問」と「閉鎖型質問」の機能と特徴との違いについて理解を深めておきましょう。

表1を声に出して読んでみてください。読みながら、左の欄と右の欄とでは、面接の場の雰囲気も、患者・鍼灸師の表情も違うことがイメージとして浮かんできたら、あなたはその時点で「医療面接」と「問診」との違いを体得できた証拠です。

いうまでもなく、どちらのほうが患者－鍼灸師間のコミュニケーションづくりに適した面接であるかもわかるはずです。

3 面接の後半

(1)「開放型質問」と「閉鎖型質問」とを上手に使う

対話の後半（必ずしも後半とは限らず、対話の流れ・展開によっては、面接中の随所で聴取する機会があり、そのようにできれば理想的）では、病歴の編集に欠落がないように、「閉鎖型質問」を上手に使って、主訴を抱えている患者の現在の身体状況を、系統的・網羅的に聴取します。これをシステムレビュー（review of systems；ROS）といいます。

①「十問歌」は必ず聞く

まずはROSとして、東洋医学における弁証論治に必要な身体状況を、

表1 開放型質問（OQ）と閉鎖型質問（CQ）の比較

開放型質問例		閉鎖型質問例	
鍼灸師	「今日はどうされましたか」（OQ）	鍼灸師	「今日はどうされましたか」（OQ）
患　者	肩がこって困っています	患　者	肩がこって困っています
鍼灸師	「肩がこっているのですね」（繰り返し） 「肩がこっていることについて、もう少し詳しく聞かせてくださいませんか」（OQ）	鍼灸師	「いつからこっているのですか」（CQ）
患　者	はい。3日くらい前からすごく肩から首にかけてこりがひどいんです	患　者	3日くらい前からです
		鍼灸師	「ひどいこりなのですか」（CQ）
		患　者	そうです
鍼灸師	「具体的には、どんな感じですか」（OQ）	鍼灸師	「締め付けられる感じがしますか」（CQ）
患　者	そうですね、まるで肩から首までが一枚岩のように硬くなって締め付けられる感じです	患　者	します
		鍼灸師	「頭痛はありますか」（CQ）
		患　者	あります
鍼灸師	「ああ、そうですか、それで……」（促し）	鍼灸師	「吐き気はありますか」（CQ）
患　者	実は前から肩こりはあったのですが、こんなにひどいのは初めてです。ひどくなると頭痛もしますし、吐き気もします。最近仕事が忙しくてストレスがたまっているせいかなとも思っているんですが……	患　者	少しあります

「十問歌」で把握します。

　下記に、張介賓の『景岳全書』初出の原文（十問診）を、陳修園が『醫學實在易　巻一四診易知』で一部改変した「十問歌」[2]を示し、解説を加えます。

『一問寒熱二問汗、三問頭身四問便、五問飲食六問胸、七聾八渇倶當辨、九問舊病十問因。（中略）婦人尤必問經期、遲速閉崩皆可見婦人以經為主、問其有無遲速、以探病情、兼察有孕與否』

　　※原文は「九に脈色により陰陽を察し、十に気味より神見を章（あきら）かにす」とあり、九、十問については種々の見解・解釈が並立するため、本書では上記の十問歌に則って解説する。

一　寒熱を問う
現在の発熱の有無を確かめ、続いて、暑がりか寒がりか、「のぼせ」や手足の「ほてり」や冷えなどがあるかないかを問います。

二　汗を問う
汗かきかどうか。動作時に汗をかきやすいか、盗汗（寝汗）をかくか、また、特に汗ばむ身体部位はどこか、などを尋ねます。

三　頭身を問う
頭痛の有無、あればその部位・程度の軽重を、また「めまい」があれば、その発症の状況、性質と程度の軽重を尋ねます。加えて、身体・四肢の痛みや腰痛の有無、倦怠感の有無などを尋ねます。

四　便を問う
二便（大小便）の状態を尋ねます。大便は回数・便の性状・臭気・排便痛

の有無や肛門の下垂感の有無を尋ねます。小便は回数と量と色、夜間の排尿回数に加え、排尿痛の有無を尋ねます。

五　飲食を問う
食欲の有無。食事の回数・量のほかに、関連して嗜好（飲酒・喫煙の習慣）を聞きます。

六　胸を問う
心・肺の状況として動悸、息切れの有無を聞き、併せて腹部と脇腹などの状態、特に痛み・張った感じ・違和感などの有無を尋ね、腹診の所見と照合します。

七　聾を問う
聴力の状態、耳鳴りの有無、併せて眼の状態（視力・痛み・乾きなど）を聞きます。

八　渇を問う
口中の渇きの程度、飲水の量などを聞きます。

九　旧病を問う
既往歴を尋ねます。現在の愁訴と関係すると思われる既往があれば、その詳細を尋ねます。

十　因を問う
現病（主訴）の原因として思いつく動機や、思いつく「こと」あるいは「もの」があれば、その内容をできるだけ詳しく話してもらいます。

さらに、患者が成人女性の場合は、必ず月経の状態（周期・期間・月経痛の有無など）を聞くことを忘れないようにします。また、妊娠中は禁鍼穴もあるので、妊娠の有無を明らかにする必要があります。ただし、この質問項目はデリケートな問題を含むため、治療者が男性の場合は十分な配慮と説明が必要です。予診票の活用を薦めます。

以上の質問から得られる情報によって、東洋医学的視点（病態ならびに体調について、「表・裏」を分かち、「寒・熱」を窺い、「虚・実」を弁別し、陰陽に収束する視点）に則って患者の全身状態を把握し、「八綱弁証」*へ導きます。

> *八綱弁証：八綱とは、表/裏、寒/熱、虚/実の六綱目と、陰/陽の二綱目を加えた八綱目をいう。四診によって得られた情報を、六綱目を用いて病変の部位・性質や正気と邪気の盛衰などを弁別し、表・熱・実は陽症に、裏・寒・虚は陰症に疾病を類別する基本的弁証法である。

なお、病態がはっきり掴めないときや、高齢者で愁訴が多臓器にわたるような場合には、頭のてっぺんから足先まで、臓器系統別にシステムレビューする方法があります。しかし、聴取項目が膨大な数に及ぶので、本書ではコラム（VINDICATE!!!＋P）*にとどめ、ここでは日常臨床で応用可能な簡易型システムレビューを紹介します。

次の2と5は十問歌に加えて聴取することを薦めます。
簡易型システムレビュー（6項目）[3]
1. 日常生活の活動性：運動習慣・飲酒習慣・高齢者では生活機能評価項目を質問する。
2. 睡眠：睡眠障害の有無を尋ねる。睡眠障害の誘引や程度および生活習慣等を把握できる。
3. 食事：食欲、胃腸障害を尋ねることは消化器疾患の存在を疑う端緒

となる。
4. 排泄：便通異常、排尿障害の存在は、消化管疾患、尿路系疾患の存在を疑う。
5. 身長・体重の変化：身長が1年で2cm以上縮んでいる、あるいは体重の増減がある場合、骨粗鬆症の疑いや悪性腫瘍の疑いなど身体疾患の存在を疑う端緒となる。
6. 月経：女性に対して見落としがちであるが治療上重要である。

> ＊ VINDICATE!!!＋P：疾患分類の頭文字（英語）の語呂合わせであり、この分類の中にほぼすべての疾患が網羅されている。
> Vascular：血管系　Infection：感染症　Neoplasm：良性・悪性新生物　Degeneration：変性疾患　Intoxication：薬物・毒物中毒　Congenital：先天性　Auto-immune：自己免疫性／膠原病　Trauma：外傷　Endocrine/Metabolic：内分泌代謝系　！Iatrogenic：医原性　！Idiopathic：特発性　！Inheritance：遺伝性　Psychogenic：精神/心因性

②アレルギー歴を尋ねる

　アレルゲンは食物をはじめ、花粉・薬品・金属・種々の環境物質、その他多数種にわたります。アレルギー疾患歴とアレルギー体質の有無は、病態の把握ならびに治療にも影響する情報です。ROS、既往歴と並ぶ重要な聴取項目として認識し、しっかり尋ねます。

(2) 解釈モデルを聞き、理解する

　患者が鍼灸治療を受療するに至った経緯や理由、いままでどんな治療を受けているのかどうかという、いわゆる患者の解釈モデル（⇨p.129参照）と、苦痛や悩みが患者の心理面や社会的活動に対してどのように影響しているのかを、「開放型質問」と「閉鎖型質問」とを上手に使って明らかにします。

対話の機微を捉えながら両方の質問をうまく使いこなすのにはやはり多くの経験が必要です。しかし初心者といえども、解釈モデルは忘れずに聞くようにします。解釈モデルは、

「いまの痛みがどうして起こってきたのか、思い当たることはありませんか」

　あるいは、
「いまの症状から何か心配することがありますか」
のような「開放型質問」で聞き出します。
　ときには、
「その症状は疲れが原因と思っていらっしゃるのですね」
という「明確化」（⇨p.122参照）の技法を使って、患者の考えを引き出す場合もあります。

　そして、この対話の延長線で、例えば「本当はがんではないかと心配なんです」という答えが出たとしたら、その心情に共感しながら、「さしつかえなければ、ご心配の理由をもう少しお話し願えませんか」という「重点的質問」（⇨p.106参照）に切り替えます。そこでもしがんの家系に話が及べば、中立的質問（答えが一つしかない質問 ⇨p.106参照）で家族歴の聴取へと展開していくのです。
　対話の後半では、前半から中間にかけて構築してきた患者－鍼灸師間のコミュニケーション（信頼関係）を、よりよく、より強いものにするよう心がけます。
　良好なコミュニケーションがないと、多くは後半で聞くことになる社会歴や職業歴について立ち入った話は聞けませんし、ましてや人間関係などが原因になるストレスの有無や性質などには到底話は及びません。
　ときには、良好なコミュニケーションと強い信頼の裏づけが患者の心の

扉を開き、「本心の訴え」が対話の後半になって初めて口から飛び出してくること（吐露）があります。このような場面は共感と支持に支えられた面接ができてこそ経験できるものです。良好なコミュニケーションはまた、信頼を高め、治療効果に反映することを忘れてはなりません。

　対話の流れが円滑に進み、許されると判断したら、解釈モデルをより的確に把握するため、患者自身が自分の身心状態をシステムレビューしてみたらどういう状態であるだろうか、という感想を述べてもらいます。あくまでも時間の余裕があればのことですが……。例えば、

「ご自分で、ご自身の体調について普段感じていらっしゃることや、性分は"せっかち"である、楽観的である、あるいは反対に気に病んでしまいがちといった、何か特に気にされていることがありましたら、お聞かせください」

　と、こんな質問を投げかけてみます。結果は、
「そうですね、特に……これといって別にありませんが……」
　という答えか、もしくは、
「常に疲労感がある、寝不足、頭が重い、油切れの感じ、無気力、持久力不足、全身掻痒感、肛門周囲の違和感、胸元のつかえ、物忘れ、イライラ感、厭世感」

などなど、いろいろな答え（概してネガティブな答え）が返ってくるか、上記二つのうちのどちらかでしょう。が、その答えのどちらも、すべてを受けとめます。
　ここで再度、解釈モデルの聴取に触れた理由は、この段階での患者の語りには、解釈モデルの主要な内容が含まれていることが多く、患者を病者として深く理解するための重要な手がかりになると考えているからです。

(3) 社会歴・既往歴・家族歴を問う

　職種や職場の環境ならびに生活環境は個人の心身状態と密接な関係があるので、社会歴は聞ける範囲のものはできるだけ聞きます。患者－鍼灸師間の信頼関係の程度に合わせて、社会活動に対する意欲や、生きがいもできるだけ聴く努力をします。

　既往歴は、いままでに大きな病気にかかったことがあるかどうか、手術や外傷経験の有無と、経験したときの年齢は必ず聞きます。

　家族歴については、家族性（あるいは遺伝性）の疾病が疑われるときは聞く必要があります。そうでない場合は、あらためて聞くよりは、対話の流れの中で話題が家族に及んだときに聞くほうが自然であり、必要な情報が得られます。

(4) 面接の後半で把握するポイント

- 現在の身体状況のシステムレビュー（十問歌）
- 主訴に対する患者の解釈モデルと
  身体的・心理的・社会的状況に及ぼしている影響

　以上の2点がポイントです。

　この2点は、東洋医学的な病態観を含め、患者の病態を全人的に把握するための鍵となります。また、より効果的な鍼灸治療を選択するための布石でもあります。患者と鍼灸師とが協同作業で敷いてきた一筋の道（患者の物語り）がほぼ完成し、その道筋に最終目的地である病態把握・治療－健康回復へと向かう道標を立てることです。

　面接の前半から後半にいたる過程で、病態把握に最低限必要な情報と質問とをまとめて**表2**に示します。

4　面接の終了―診察・治療への誘導―

　面接の終わり方には、それなりの方法があります。
　まず、面接から得られた最も大切なポイントをまとめてそれを最終的に要約し、患者と一緒に確認し合います。
　それが済んだら、

　「何かほかにお聞きになりたいことはありませんか」
　「何かいい足りないことはありませんか」
　ということばを添えて、必ずいい足りないことがないかを確認します。

　そこでもし患者が、「そういわれれば……」「実は……」などと、もっと話したいことや、いい足りないことがあるようなそぶり（雰囲気）があれば、もう一度気を引き締め、あらためて話を聴き直す必要があります。
　患者が「いいえ、ありません」と答えたら、身体診察へと誘導します。このときも唐突・無愛想な導入ではなく、身体診察に導入するための説明が必要です。

　「これまでいろいろとお話をお聞きしましたが、これからいくつかの検査（身体検査）をさせていただきます」
　といって、ひとまず医療面接としての対話を終わります。

表2 病態把握に最低限必要な情報と情報収集のための質問の要点

聴取する内容	必要な情報	質問の要点
主　訴		「今日はどうされましたか」 開放型質問で積極的に患者の発言を促し、それをじっくり聴く＝傾聴
主訴の全容 現病歴	・発症状況	「それ（主訴）はいつ起こりましたか」 「思い当たる原因はありますか」
	・時間的経過	「ここに来られるまで（主訴が）どのように変化したか、経過をお話しください」
	・部位	「どこが（場所）痛みますか」「失礼します。痛いのはこの辺りですか」
	・性質	「どんな痛みですか」
	・程度	「どの程度痛みますか」「痛みは一定ですか」「どんな時に痛みが起きますか」
	・頻度	「痛みは繰り返しますか」「痛みは1日のうち、何回ぐらい起きますか」
	・持続	「その痛みはどのくらい続きますか」
	・関連症状・放散痛	「（部位の）痛みがひびくところはありますか」 「（どこかほかに）痛みが拡がっている感覚はありますか」
	・緩解因子	「（主訴）は、どんな時に、どんなことで軽くなりますか」
	・憎悪因子	「（主訴）は、どんな時に、どんなことで悪化しますか」
	・随伴症状	「（主訴）と関連すると思われる症状はありますか」
解釈 モデル	受療行動とその内容の確認	「（主訴）について、医療機関に受診されましたか」 「受診されたら、どのような検査を受けましたか」 「そして、どのような診断でしたか」 「またどんな治療（服薬を含む）を受けましたか」
	不安感情・内容の確認	「何か（主訴）に関係した心配やお悩みはありますか」
	日常生活・活動への影響	「（主訴）が日常生活や活動の妨げになっていることはありませんか」
	家族・社会生活への影響	「（主訴）が家族関係や社会活動（お仕事）に影響を及ぼしていることはありませんか」
受療の 動機	受療目的の確認	「鍼灸治療に期待されているのはどのようなことですか」
	鍼灸治療経験の有無確認	「鍼灸治療の経験はありますか」

聴取する内容	必要な情報	質問の要点
システムレビュー	現在の身体状況	閉鎖型質問や重点的質問で身体状況を聴く 鍼灸医学的証だて（弁証）には「十問歌」を活用する
アレルギー歴	アレルギーの有無	重点的（食品・植物・樹脂・その他）質問で有無を確認
社会歴（職業歴）	現在の仕事（職業） （必要に応じ過去の職歴） 特に主訴との因果関係に注目	「現在のお仕事は……」「できればお仕事の内容を……」 （「現在のお仕事の前は何をされていましたか」）
既往歴	過去の病気・入院歴・手術歴・外傷歴など、特に主訴との関連性に注目	「これまでに何か重い病気にかかったことはありますか」 「外傷（怪我）の経験はありますか」
家族歴	肉親（両親・兄弟・子供）の健康状態 （体質遺伝などの問題）	「ご家族の方で重い病気にかかられた方はいらっしゃいますか」 （「家族関係で、（主訴）に関連して気がかりなことはありますか」）→この問題は解釈モデルの範疇に属する

第2章の参考文献

1) Lawrence MT. The patient history evidence-based approach, McGaw-Hill Medical, 2012
2) 陳修園．醫學実在易 卷一 四診易知
3) 平賀正文．外来診療における医療面接の工夫．日本内科学会雑誌 2008；97：202-204

第3章

面接に必要な態度と技法

いままで述べてきた面接の実際と特に関わりのある面接の態度や技法について、ここではその要点だけを述べておきます。詳しくは解説編のページを参照してください。

1 傾聴 (⇨ p.110参照)

患者の話をさえぎらず、できるだけ無心になって耳を傾け聴き続ける（肯定的関心を持つ）ことを傾聴といいます。患者は自分の話に傾聴してくれていることを意識すると、悩みや苦しみが発散するばかりでなく、目の前に苦しみを理解してともに歩んでくれる援助者がいるのを実感し、大いに力づけられるものです。それは患者が自分の力で問題を解決しようという意欲をも湧かせます。

2 促し (⇨ p.116参照)

うなずき・あいづちは、患者が話を続けようとしている限り、傾聴していますという態度の表明であり、ことばでもあります。

3 繰り返し (⇨ p.117参照)

患者「もともと肩こり性なんですが、最近仕事が忙しく、帰宅も遅く寝不足が続いているので、肩こりがひどくなり、頭痛もするようになり

ました」
　鍼灸師「お忙しくて、普段感じていた**肩こりがひどくなって頭痛も**するようになられたのですね」

　通常は、患者の話の最後のセンテンスを繰り返しますが、この繰り返しの技法は「あなたの話されていることを私は理解できました」というメッセージを伝えているのです。

4　沈黙 (⇨ p.121参照)
　非常に難しい技法ですが、沈黙には患者の発言を促す効果があることを覚えておいてください。

5　支持と共感 (⇨ p.114参照)
　患者が表現する「苦しい」「辛い」などの主観的な感情に対して、ともに苦しみを分かち合うことを態度で示しながら聴くことです。
　共感には特別な技法はありませんが、あいづち、繰り返し、明確化などの技法を用います。
　支持とは、苦しんでいる患者が少しでも楽な気持ちになれるように働きかけて、勇気づけと自信を持たせる技法です。

6　要約と確認 (⇨ p.118参照)
　面接がひとつの区切りにきたとき、あるいは、「開放型質問」から「閉鎖型質問」に移ろうとするときに、それまでに語られた患者の話の内容（情報）を簡単にまとめ（要約）、鍼灸師の理解が正しいかどうかを患者に確認してもらいます。
　患者の話が散漫であったり、話が堂々巡りになってきた場合は、短い要約を挿入するとスムーズに話題が転換できます。

7 明確化・いい換え (⇨ p.122参照)

　患者が、話したい内容をうまくいえなかったり、表現が曖昧になったりしたときに、患者に代わってわかりやすいことばで表現する方法です。明確化が的を射ていると、患者は「そうなんですよ」「そのとおりです」という返事や、深くうなずくなどの反応を示します。逆に的を射ていない場合は、「いいえ違います」「ちょっと違うように思うんですが」という返事や、表情を曇らせます。

8 視線 (⇨ p.88参照)

　患者と視線を合わせることは、傾聴を態度で表していること、つまり「私はあなたを受け入れています」というメッセージです。やさしいまなざしは、患者の緊張感を解きほぐします。

第4章

四診の活用

　医療面接を行っている間にも、絶えず考え、並行して活用していかなければならないものがあります。それは東洋医学的な病態把握には欠かすことができない四診です。

　鍼灸の臨床は、通常一人の鍼灸師が診察から治療までを一貫して行うという特徴があります。その特徴はおのずから臨床に一定の流れをつくります。その流れは、面接→診察→病態把握（弁証）→治療という一応の区分はあっても、分断されているものではありません。四診のそれぞれを、その流れの中で同時並行的に、ときにはオーバーラップさせながら活用していくことが臨床の要点です。

　上述のとおり、鍼灸の臨床においては四診と医療面接とは切り離せません。ですから、この両者の関連性を会得し、臨床実践で上手に活用できるようにしておかなければなりません。

　そこでこの章では、望診、聞診、切診を面接（問診はほぼ医療面接と同義と考えてよい）とどのように並行して活用し、患者から適切な情報を収集していけばよいか、その要点を医療面接（問診）を軸に述べていきます。

1　望診

　臨床は患者が来院したときの観察－望診－から始まります。
　体型、顔色、姿勢、歩き方、動作、目の力（輝き）などにはさまざまな

情報が含まれています。その個々の情報がすべて、面接で行われる対話の話題に直結します。

体型や顔色で、ある程度体質が類推できます。例えば、赤ら顔で肥満気味であれば湿熱証が疑われます。ですからこのような望診所見は、面接で寒熱の状態や嗜好、二便の状況を詳しく聞かなければならないという指示となります。

そして総合的な望診情報から感知する「望神」は、面接から得られた情報と合わせて、東洋医学特有の考え方に基づく患者の心身の基本的状況を判断する重要な情報となります。

2 聞診

面接で交わされる対話を通じて、声の高低と調子、話の流暢性と応答の的確さ（声診）、呼吸の仕方、また咳があればその状態などは十分注意して観察します。正気の過不足、病態の虚実などを読み取る重要な情報を提供してくれます。

また体臭や口臭にも留意します。ここから消化不良や胃熱の存在などが類推でき、対話の話題の一つとなります。

3 切診

「てあて」の語源は「苦痛のある部位へ手を当てる」ところにあり、患者の状態（病態）を心身ともに理解するためには、触れながら対話を行うことが大切であり、医療の原点でもあります。触れることは鍼灸の臨床にとっては特に重要ですから、これからも本書の随所で触れることになります（⇨ p.65参照）。

鍼灸の臨床における病態把握には、現代医学的な触診はもとより、「切診」による脈診、腹診、候背診（背診）、原穴診などの診察法が必要であり、治療に至っては患者に触れることが大前提となります。なかでも脈診

からは多くの情報が得られますが、その情報を確認するために、医療面接（問診）で得られた情報との照らし合わせは、病態把握にとって省略できない大切な作業です。

一方、苦痛のある部位に触れられることは、唐突なあるいは無愛想な触れ方でない限り、患者は自分の苦痛をより理解してもらえたという気持ちになります。しかし切診では、苦痛の部位だけではなく、項背部、腰部、腹部などを触るため、鍼灸医学をよく知らない患者にとっては、不信感や不安感を生じさせてしまう要因となる場合があります。そのためにも、切診を行う前には、鍼灸臨床の診察について説明する必要があります。

鍼灸医学の特徴である触れながらの対話は、患者の病態把握のほかに、対話を円滑にする、苦痛を共感しやすくなるなど、良好な患者−鍼灸師関係の構築に有効なだけでなく、患者の不安・緊張・痛みを和らげるなどの効果が認められており、治療的な役割もあります。

4 問診の進化型が医療面接

古典をひもとけば、すでに先人は、問診について形容こそ違いますが、本書で解説している医療面接の内容とほぼ同じことを指摘しています。詳しくは解説編で述べますが、医療面接の原点は中国伝統医学の古典にもあるのです。本質は変わっていないのです。

それでは、いまさらことばを置き換える必要はないではないかという議論になるかもしれません。もっともです。しかし、死亡原因をみても昔といまとは全く違うように、医学の進歩は疾病地図を変え、また複雑化する社会機構はそこで暮らす生活者の心身状況も変えました。社会はこの状況に対応する新しい医療を強く求めています。

新しい医療とは、押し付けの医療ではなく、納得の医療です。いい換えれば患者が参加できる医療ともいえます。そのような医療は、その枠組みの中では、患者と医療者とは基本的に対等な立場に置かれていなければ実

現しません。問診を面接に置き換えた理由は、双方が対等の立場であることと、開かれた臨床の場を意識できるようにするためです。もう一度**図1**（⇨p.16参照）を見直して、その意味をよく理解するようにしてください。

　ところが困ったことがあります。ことばが置き換わると、従来の問診がどこかに飛んでいってしまい、すべてを現代医学風に考え直さなければいけないのではないかと錯覚に陥ることです。「開放型質問」や「患者の解釈モデル」などと聞き慣れないことばが出てくると、意識がそこに集中してしまうためかもしれません。そのため、医療面接の中から、十問歌や四診の活用がそっくり抜けてしまう事態がしばしば起こるのです。これでは鍼灸の臨床は成立しません。現代流にいうと、鍼灸臨床における医療面接は、四診にある問診を核とした進化型なのです。

　実地臨床で、医療面接から問診や四診の活用が脱落しないように、しっかりと心にとめておいてください。それが習慣化できないと上工*の域に達することは不可能です。

> ＊上工：中国医学の古典では医者を指して「工」と呼んでいます。つまり「上工」とは、優れた医療者を指します。

　実践編で説明した医療面接の構造を**表3**にまとめました。**表3**は解説編でも学習編でも使いますから、医療面接の全体像を理解するために、ここでしっかりとインプットしてください。

表3 医療面接の構造

	段階	内容	感情面への対応
導入	面接の開始	・患者の入室、挨拶 ・患者の氏名確認	・第一印象の重要性
	ラポールの構築	・自己紹介　・雰囲気づくり ・面接の目的の明確化、患者の同意（鍼灸施術に関する説明と同意） ・受療目的の確認	・患者の緊張をほぐし、信頼関係を高める
展開	主訴と現病歴の聴取	・主訴の把握 ・主訴の詳細についての確認（発症状況、時間的経過、部位、性状、程度、頻度、持続、増悪・軽減因子　随伴症候、合併症等）	・患者への敬意を持続する ・訴えたい、わかってほしいという欲求・感情発散の欲求への対応（傾聴）
	問題の把握	・疾病（病苦）が患者のADL、QOLに及ぼす影響を評価 ・問題の把握と要約	・知りたい欲求・不安への対応 ・患者の不安を掻き立てない聴き方
	問題の掘り下げ	・優先順位の調整 ・受療行動とその内容の確認 ・患者の解釈モデルの把握（不安内容の確認） ・患者の要望（要約）	・患者自身の病気に対する考え方を知る
	システムレビュー	・現在の身体状況の把握（十問歌）	
	精神状態の観察	・外見と行動　話し方　気分／感情 ・思考内容　認識作用／意識	・聞く必要性を明確にする
	既往歴：家族歴の聴取	・過去の病気、入院歴、手術歴、外傷歴、家族の健康状態	・聞く必要性を明確にする
	社会歴の聴取	・患者のプロフィール ・生活環境・様式に関する危険因子	・患者の感情の変化に留意する
終了	まとめ インフォームド・コンセント	・最終要約と確認 ・鍼灸治療に関する説明と同意 ・治療への動機づけ	・聞く必要性を明確にする
	面接の終了	・治療計画の調整・誘導	・これから始まる治療に対する疑問、不安、それに伴う過緊張への対応

第4章の参考文献

1) J. Andrew Billing, John D. Stoeckle. 臨床面接技法 患者との出会いの技 第 1 版 , 日野原重明 , 福井次矢監訳 . 医学書院 第 1 版 . 2001
2) 田村康二 . 医学的面接のしかた 聞き上手 話し上手になる技術　第 1 版 . 医葉薬出版 . 2000
3) Steven A. Cohen-Cole. メディカルインタビュー　第 1 版 . 飯島克己 , 佐々木將人監訳 . メディカル・サイエンス・インターナショナル . 1994
4) 斎藤清二 . はじめての医療面接　第 1 版 . 医学書院 . 2000
5) 張介賓 . 四庫医学叢書－景岳全書 . 上海古籍出版社 . 1991
6) 天津中医学院 . 学校法人後藤学園 . 針灸学 基礎篇 第 1 版 . 東洋学術出版社 . 1991

解説編

第1章

鍼灸師の姿勢と医療面接とを古典に探る

　医療面接の実践に当たっては、まず鍼灸医療の独自性・特殊性に関する認識が大切です。医療面接をどのようなスタイルで、どのように効果的に行うかは、その臨床形態（場というもの）に大きく影響されると考えられるからです。

　この章では、鍼灸医療の特殊性について再認識することと、医療面接に対する認識をさらに深める目的で、鍼灸師のあるべき姿という視点から一歩踏み込んだ考察を加えます。

　そこでまず、伝統医学の立場から、古典のなかで描かれてきた鍼灸師の資質とあるべき姿とに注目してみます。

鍼灸師の資質とあるべき姿

　伝統医学を正しく継承するための基本的な姿勢について、丹澤[1]は次のように述べています。

　「伝統の核は『術』ではなく『精神』である。そして、臨床実践の姿勢は、『受容は肯定的に、継承は批判的に』ということと、『創造する意思を持つ』という二つの心構えに支えられたものでなければならない」といい、それに加えて、「振り返って常に伝統の核心に立ち返ること、つまり、古

典に回帰するという求心力を持つべきである」としています。

　この指摘をふまえて、望まれる鍼灸師の姿勢について考えてみます。そうすると、鍼灸医学を包括する中国伝統医学の古典の中に記載されている数々の指摘がみえてきます。

　それでは、伝統医学・伝承医学といわれる体系のなかで、どのようなことが指摘され、伝えられてきたのか、先人の教えるところをかいつまんでみてみましょう。

　まず真っ先に目を引かれることは、この医学は伝えるべき人を選んできたという事実です。

　黄帝内経『霊枢』（別名『鍼経』）官能篇第七十三に、次のような記述があります。

語徐而安静、手巧而心審諦者、可使行鍼艾、理血気而調諸逆順、察陰陽而兼諸方。
　　語徐にして安静、手巧にして心の審諦なる者は、鍼艾を行い、血気を理めてこれを逆順に調え、陰陽を察てこれを方に兼ねしむべし[2]。

　これは、黄帝が「其の人」つまり「鍼灸を伝えてもよい人」について述べた部分で、「ことばが緩慢、行動がものしずか、手先が器用でこころが繊細な人は、鍼と灸をさせて、血気の順逆を調和させ、陰陽の盛衰を観察して、処方や薬の配合などの医療行為を兼ねさせるとよい」という意味です。

　同じくだりに、

疾毒言語軽人者、可使唾癰呪病。
　　疾毒なる言語にして人を軽んずる者は、癰に唾し病を呪せしむべし[3]。

　「ことばに毒があって人を軽視する人は、癰腫に唾をはきかけ、呪で邪

気を払わせるとよい」として、ことばに毒を含み人を軽くみるような人を、鍼灸を伝えてよい人から除外しています。

そしてさらに、

> **不得其人、其功不成、其師無名。故曰、得其人乃言、非其人勿傳。**
> 其の人を得ざれば、其の功成らず、其の師名なからん。故に曰く、其の人を得れば乃ち言い、其の人を得ざれば傳うることなかれと[4]。

「その人にふさわしくないと、功績をあげることができず、その人の師の名声もうずもれてしまうだろう。ふさわしい人にめぐりあえば教え、ふさわしくない人には教えてはならない」といい、この医学を伝承するに当たっては、慎重に伝えるべき人を選ぶ必要があることを指摘しています。

また、唐代の孫思邈『備急千金要方』の「大医習業」「大医精誠」二篇にも、医療者のモラルについて述べた記述があります。

> **凡太醫治病、必當安神定志、無欲無求、……不得問其貴賎貧富、……**
> 凡そ太医病を治するに、必ず当に神を安んじ志を定め、無欲無求、……其の貴賎貧富を問うを得ず、……[7]。

「医療者たるものは神志を安定させ、無欲で、患者に対して貧富貴賎の差別をせずに、平等、厳粛、真摯に全身全霊を込めて臨床にのぞむべきである」と説いています。

いま、私たちのすべてが選ばれてこの道へ進んだとはいえませんが、いったん鍼灸師になろうと志を立てた以上は、古典が指差している「其の人」の姿にできうる限り近づき、医療者のモラルの実践者たらんとする努力は決して怠ってはなりません。

鍼灸医療と現代医学の診療形態の比較

　鍼灸医療の特異性と、医療面接が持つ意味とについて、現代医学（西洋医学を指す）の診療形態と比較しながら、考えを進めてみます。

　一般的な外来診療の流れ〔診察（面接を含む）－検査－治療（処置・施術）という流れ〕は、現代医学と鍼灸医療との間に大きな違いはありません。しかし患者－医療者の関係をみると、鍼灸医療は診療の初めから終わりまで、通常では連続して一人の鍼灸師が担当するという特徴があります。この特徴は、結果として、鍼灸師が患者と共有する時間が現代医学よりも長いことと、診察はもっぱら五感（特に触感）を使うために、患者との親密性が現代医療より強まる可能性があることです。

　つまり鍼灸医療は、診療の全過程を通じて患者と対話を持ち、非言語的コミュニケーション手段（⇨ p.86参照）を交えながら患者－医療者間のラポール（信頼関係）を積極的に築くことが、ごく自然にできる診療形態であるといえます。

　このような特徴から考えると、鍼灸医療における「医療面接」は、ただ単に問診に替わるものという狭い意味づけではなく、もっと広い意味づけを与えて活用する必要性があるのです。

　臨床の場における鍼灸師のあるべき姿を考える上で、日本現代哲学の碩学である中村雄二郎氏の文章[8]はたいへん参考になります。

「近代科学は普遍性、論理性、客観性という三つの原理を柱としてきた。しかし一方では、この三つの科学的な知の原理によって排除されたものがある。それに対応し捉え直す『臨床の知』の原理としては、コスモロジー、シンボリズム、パフォーマンスが挙げられる。すなわち、最初の普遍性によって排除されたものはコスモロジー（固有世界）が対応する。これをい

い換えれば、患者という個人を尊重することに当たる。二つ目の論理性によって排除されたものはシンボリズム（事物の多義性）が対応し、これは、ある治療行為が必ずしも同じ効果をもたらすものではないということを意味している。三つ目の客観性によって排除されたものはパフォーマンス（身体性を備えた相互行為）が対応する。これは患者と治療者との間の相互の交流を意味している」

やや難しい文章ですが、まずコスモロジーは、患者の意見をよく尊重してその意向を治療に反映するということになります。

次のシンボリズムは、治療が患者に与えるさまざまな要素を利用するよう常に注意を払うということになるでしょう。

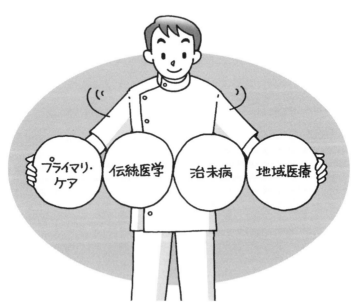

図8　鍼灸師の役割

最後のパフォーマンスは、患者との相互交流を通して、患者の苦しみを受け容れ、共感することが必要であるといえるのではないでしょうか。

　そしてこの三つは、現代医学が医療の中で見落としてきた医療者の姿勢なのです。鍼灸師としても他人事ではありません。臨床に当たっては、十分意識しなければならない重大な問題といえます。

　さらに中村氏は、「患者の熱い期待に応えるべきは、医者の人間性（人柄）と技能（アート）である」とし、「パトス（受苦、痛み）を帯びた者同士の相互関係である」「このように患者－医療者関係を捉えなおしてみると、その趣旨に最もよく沿った医療形態は『プライマリ・ケア、つまりホーム・ドクター』である」と述べています。

　ふり返って鍼灸の歴史をみると、近世におけるわが国の医療システムでは、鍼灸は「プライマリ・ケア、つまりホーム・ドクター」的な役割を担ってきたのです。現代医療システムにおける役割分担を考えるとき、伝統医学としての鍼灸医療が受け持つ医療の分野は本質的には変わっていません。一次予防に相応する治未病の実践を含めて、あらためて再確認する必要があります（図8）。

「触れる」ことの重要性

　鍼灸医療には、四診（望診・聞診・問診・切診）という診察法があり、医療面接はその中の問診に当たることと、その目的は、問診の枠を超えて、患者との良好な人間関係を構築することであるとすでに説明しました。第2章以下では、その目的を達成する主な手段である患者との対話（言語的コミュニケーション）と、非言語的コミュニケーションについて詳しく解説しますが、ここでは非言語的コミュニケーションのうちで、鍼灸医療と最も関わりがある「触れる」という手段、すなわちラポールを築く上での

切診の意味について触れておきます。

「触れる」とは四診のうちの、脈診、腹診、背診、切経、穴位診断などを包括する切診に属していて、現代医療の触診に当たります。しかし、ここで扱う「触れる」こととは、診察法という限られた意味づけではなく、もっと広いコミュニケーション手段としての意味を持ったものです。

鍼灸医療は、医療面接から診察－治療の段階を通して、鍼灸師は絶えず患者に触れています。この診療形態は現代医療にはあまり類をみない大きな特徴です。ですから「触れる」という行為は、鍼灸医療では診療の全経過にわたって使われるコミュニケーション手段としての意味づけが大切なのです。

「触れる」という行為の対象となる皮膚（体表）は、体温を保持し、外邪の侵入に対して防衛的な役割を果たし、身体の外と内とを隔てる境界であるとともに、鍼灸医学的には身体の病理状態が顕現する部位として、病態把握のための情報収集に必要にしてかつ重要な身体器官です。特に鍼灸医療にとっては、物理的治療手段のすべては体表を介して行われるので、その重要性はすこぶる高いものがあります。しかしそればかりではありません。皮膚（体表）の触れ合いで、精神的な安心感が生れることを、私たちは臨床を通して経験的に知っています。いわゆるスキンシップと呼ばれるものです。

「触れる」とは触感への働きかけです。その触感は五感を統合する働きがあるといわれています。そのことを知れば、スキンシップは五感を総動員して患者とラポールを築く最も効果的な非言語的コミュニケーション手段であることがわかります。鍼灸医療においては、鍼灸師の病態把握が適切であったかどうか、治療手技はうまかったかどうかはもちろんですが、それにもまして患者とのラポールの形成がうまくいっているかどうか、つまり患者－鍼灸師間のコミュニケーションの良否と強弱とが、治療結果を大きく左右する因子となります。

ところで、スキンシップは文化的な背景によっていろいろな意味を持っています。それ自体は、共感につながる非言語的コミュニケーションの有力な手段であることは間違いないのですが、ときに「触れる」ことで逆に誤解を生む場合もあります。一般的に鍼灸医療における治療の過程では、鍼灸師は患者の身体の各所に触れ、触れる部位は疼痛部位ばかりとは限りません。触れる部位によって人間関係の親密度が推測されるといわれるほどですから、説明なしに触れることは厳に慎まなければなりません。スキンシップは、ラポール形成の手段でもあれば、阻害因子でもあるのです。

　違和感なく、気持ちよく触れることはもちろん大切ですが、「触れる」意味を患者に十分理解してもらう必要があります。鍼灸の臨床は、そのものがコミュニケーションの場であることを、「触れる」ことの意味を噛みしめながらもう一度再認識しておきましょう。

医療面接を古典に探る

　黄帝内経『素問』疏五過論篇第七十七は、診療上の五種の誤りについて論じているものですが、そのなかに医療面接に関係した記述があります。

　　雖不中邪、病従内生、名曰脱営。
　　　邪に中らずといえども、病内より生ずればなり。名づけて脱営と曰う[5]。

という記述です。
　病は外邪の侵入によって起こるものだけではなく、身体の内より生じてくる可能性があるといい（この種の疾病は「脱営」といいます）、患者の精神的・心理的な側面やその変化の観察が必要であることを指摘しています。

続いて、

> **凡欲診病者、必問飲食居処、暴楽暴苦、始楽後苦。**
> およそ病を診せんと欲る者は、必ず飲食・居処、暴かに楽しみしか暴かに苦しみしか、始めに楽しみしも後に苦しみしかを問う。

と書かれています。

すなわち、病人を診察する者は、必ず飲食や日常生活、周囲の環境、さらには精神上の問題を尋ねる必要があることを指摘したもので、医療面接が目指している、患者の生活者としての社会的背景・心理状態を把握する必要性に大いに通じるものがあります。

同じく黄帝内経『素問』徴四失論篇第七十八は、医家の四種の失敗につき、それを戒めるものですが、その四番目の訓戒に、

> **診病不問其始、憂患飲食之失節、起居之過度、或傷于毒、不先言此、卒持寸口、何病能中、妄言作名、為粗所窮、此治之四失也**
> 病を診て其の始めを問わず、憂患飲食の失節、起居の過度、或いは毒に傷らるるか、先ずこれを言わずして、卒かに寸口を持さば、何の病か能く中らん、妄言して名を作り、粗の窮むる所となる。これ治の四失なり[6]。

という記述があります。

すなわち、「疾病を診断する際に、その病がいつ起きたのか尋ねないし、精神上（憂い）と飲食上の不節制とか、日常生活の乱れ、中毒によるものかどうか、といったまず最初に注意すべき問題についてきちんと尋ねず、やみくもに寸口の脈を診察する。こんな風では、どうして正確な診断ができようか。ただ、でまかせでいいかげんに病名を選ぶだけである。これは大ざっぱな診療が招いた悪い結果であり、治療上の失敗の第四の原因であ

る」という訓戒です。

　四診のうちの特定な診察法から得られる情報だけをもって病態を判断してはならないことを諫（いさ）め、全人的に情報を集めること、いわば医療面接の重要性を示唆しているともとれる訓戒です。同時にこの訓戒は、すでに当時にも偏った臨床家がいたことを想像させる興味ある記述です。

　このようにみてくると、中国伝統医学の古典のなかには、現代に通じる重要な示唆が含まれているのがわかります。それは、対話と人間観察、いわば医療面接というべき診療の場面が、臨床のなかで特別に意識され、実践されてきた事実がはっきり記述として残っているからです。

　医療面接の原点は、伝統医学の古典のなかに、鍼灸医学の成立とともにあり、それが時を刻みながら脈々と現代に伝えられてきているのです。

　その意味では医療面接の目指すものは、決して新しいものではありません。むしろ、医療面接の目指すものは医の根源に位置するものであることを、古典に回帰することによって学び取れます。

　そして現代に生きる私たちに課せられた最も大切なことは、伝統のなかで伝えられ、意識されてきた事柄に正当な評価を与え、さらに洗練されたものにして次代につないでいくことなのです。

第1章の参考文献

1) 丹澤章八, 長野　仁. 伝統医学の正しい継承と発展のためへの提言. 医道の日本 1994; 53（10）：122-126
2-6) 南京中医薬大学編著. 現代語訳黄帝内経霊枢. 石田秀実・白杉悦雄監訳. 東洋学術出版社. 1999
7) 孫思邈. 備急千金要方. 鍼灸医学善本叢書15. オリエント出版. 1989
8) 中村雄二郎. 臨床の知とは何か. 岩波書店. 1992

第2章

医療面接の目的と構造
―よりよく患者を理解するために―

　医療面接の臨床での役割と重要性とについては実践編の冒頭で説明しましたが、ここからは実践の裏づけとなる理論について学びます。

医療面接の目的

　医療面接を目的論的にまとめると次のようになります。

「医療面接の目的は、患者を地域社会の中で心理的・社会的存在として生活しているひとりの人として理解することと、患者との信頼関係の構築とを通して、全人的な医療の実現に資することである」

　Cohen-Cole は、この目的に沿って医療面接には次の三つの役割があるとしています[1]。
　　a) 患者理解のための情報収集
　　b) ラポールの確立と患者の感情への対応
　　c) 患者教育と動機づけ

　上記三つの役割について解説します（表4）。

a)「**患者理解のための情報収集**」とは、疾病の状態にある人をありのまま受け容れることです。

　ある人が身体のどこかに不調を感じたとき、真っ先に鍼灸治療を求めてくる場合もあれば、現代医学も含めていろいろな医療機関を受診する中の一つの選択肢として求めてくる場合もあります。いずれにしてもその人が患者として鍼灸医療の門を叩けば、そこに出会いが生まれ、患者－鍼灸師関係という契約関係が結ばれます。出会いから始まる対話では、患者がどのような経過を経て訪れてきたのかを、医学的な情報を中心として、時間的な流れに沿って丁寧に収集＊します。そしてその情報に基づいて鍼灸治療の適否を判断し治療を行うのですから、情報は正しく受け取らなければなりません。患者をありのままの姿で受け容れないと、情報を正しく受け取ることはできません。正しい情報を受け取ると、ときには緊急を要する重篤な疾患を発見する場合もあるのです。

> **＊医療面接における情報収集の役割の重さ**：正確な情報（病歴）収集は、鍼灸医療における病態把握にとって最も重要な診療行為です。なぜならば、現代医学においても、面接で収集した情報の診断に対する寄与率は60～80％といわれていることからも、その役割の重さがわかります。

b)「**ラポールの確立と患者の感情への対応**」は、臨床の全過程に関わることで、鍼灸医療においては特に重要視されるべき役割です。

　「私の話をもっと聞いてほしい」という患者の訴えは、「私の気持ちを聞いてほしい」という意志の現れにほかなりません。コミュニケーションそのものに治療としての機能がある[2]ことを忘れずに、一つひとつ石を積み上げていくように、患者との意思の疎通（ラポール：rapport）を図りながら、面接が進むにしたがって明らかになる患者の病苦に対し、親身になって対応していくことです。あとでも触れますが、医療者の存在そのものが患者にとっては何にもまして力強い支えとなる場合があります。

c)「**患者教育と動機づけ**」は、従来の問診にはほとんど付託されていなかった役割です。患者教育とは、治療に対する患者自身の意欲や自己管理に必要な情報提供などのさまざまな取り組みを指します。そして、その基盤となるのは、患者自身に自分の疾病に正面から向き合う姿勢と、自らのQOL（Quality of Life）を高めようとする意識を持たせるための動機づけです。

鍼灸医療では、これまで述べてきたように、患者とともに過ごす時間が長い特有な臨床形態であることと、慢性疾患を抱えた患者との関わりが長期化する場合が多いことから、特にこの役割が持つ比重は大きいものがあります。

ことに、これからますます増加が予想される生活習慣病の患者とは、生活習慣の改善を目的とした情報提供や対話を必要とする機会が多くなり、かつ長期にわたることが考えられます。

患者教育とは、患者の行動の変容を意味するといえます。

表4 医療面接の三つの役割と目的（対話と観察の総体）

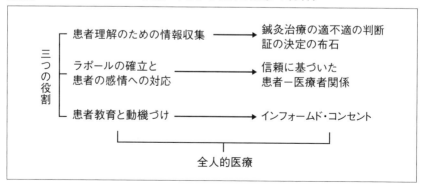

鍼灸医療そのものがコミュニケーション

　さて、ここでコミュニケーションの視点から鍼灸医療を眺めてみます。そうすると、鍼灸の臨床はたいへん興味深い臨床形態であることに気がつきます。
　それは、鍼灸の臨床は、臨床形態そのものがコミュニケーションの場であるということです。
　鍼灸医療は、五感を用いて患者を全人的に観察・診察する四診を経て治療が終わるまでのあいだ、鍼灸師と患者とが接している時間はおおむね40〜50分と比較的長時間にわたります。つまり、鍼灸師は患者と一対一の空間をある一定の時間共有し、巧まずして言語的・非言語的コミュニケーションを組み合わせながら診察・治療を行っており、そもそも一義的にコミュニケーションが成り立たなければ実現しない臨床形態といえるのです。それゆえに、患者と心を開きあえる人間関係の構築は鍼灸医療の要であり、治療結果の成否に密接に結びつくのです[3]。
　ところが、これまであまり意識化されず、ややもすると軽視されてきたのが臨床におけるコミュニケーションの影響力でした。
　ここで、ある鍼灸臨床実習室で行われたアンケート調査から、実習生に寄せられた意見を選んで紹介します[4]。

　　a）とても態度がよく、感心します。
　　b）一生懸命やってくださる態度に、感謝いたします。
　　c）ことばづかいも丁寧です。
　　d）皆、明るくて感じがよい。
　　e）いろいろと尋ねますと答えがもらえるのがよい。
　　f）室温その他に気を配ってくださり、姿勢や経穴のアドバイスが受けられて、とてもよい。

g) 治療に専念している姿が美しい。
h) 名札を付けてください。
i) 遠慮しないで、互いに挨拶からしっかりやりましょう。
j) 不調箇所を訴えても杓子定規で、標準的な治療の実験台としか考えていないような実習生もいる。
k) 治療する場所を、あらかじめ口ではっきり言ってほしい。
l) 皆さん、一生懸命やっているようですが、なかにはおしゃべりばかりで、手の方がどうもという人もいます。
m) 治療中に話しかけの多い方もいらっしゃいますが、疲れているときなど、静かに受けたいときもあります。
n) （技量の）個人差が大きく、満足できる方もいれば、かえってストレスになる方もいた。以前、腹立たしい思いもした。
o) 不安げにされると、こちらも不安になる。

　a）〜g）とh）〜o）とは、前者を表とすれば後者は裏の関係です。b）やc）とh）やi）は、人間関係の基本的な事項で同じく表裏を示しています。e）やf）とj）やn）とは、患者の心に関係する事柄を表しています。とりわけ、患者は治療を受けながら鍼灸師の姿を美しいと感じているというg）の記述は象徴的です。いうまでもないことですが、患者の感性に対して、全人格をもって真摯に向き合ってこそ、このことばが生まれてくることを銘記すべきでしょう。

　つまり、鍼灸師は治療行為のみならず、存在（姿勢）そのものが患者に影響を与えているのであって、前にも触れましたが、医療者の存在そのものが患者にとっては何にもまして力強い支えとなる場合があることを忘れてはなりません。

医療面接の構造

「医療面接の目的」（⇨ p.70参照）で医療面接の三つの役割を紹介しましたが、ここでは、その役割が面接の中で効果的に働くための仕組みについて述べます。

特定の話題について私たちが交わす日常の対話には、おのずと流れが生まれてくるように、医療面接にも流れはあります。しかし日常の対話でもそうであるように、その流れは必ずしも一定したものではありません。ときに流れは右往左往することがありますし、その流れに追いつくのに戸惑ったりすることはしばしば経験するところです。この経験は対話の双方が共有するものですが、患者側にとっては、流れが乱れてギクシャクすると、戸惑い・不安・不満の感情が湧いてきます。逆にスムーズな流れは安心感・満足感を与え信頼すら芽生えてくるものです。

それでは一体この流れを指導する指標はなんだろうかという問いになりますが、その指標に相当するものが仕組み、または構造あるいはシステムと呼んでもよいものなのです。その中で最も相応しいことばは構造ですから、以後は構造と呼びます。

医療面接の構造の細部と、構造の上で機能する技法とについては第3章以下で詳しく述べますが、ここではまず、標準的な構造を大づかみに把握してください。表3（⇨ p.57参照）はその構造をイメージ（後で述べる「スキーマ」に相当）としてインプットするために役立ちます。以下に、医療面接の構造を理解するために必要な事項を解説します。

1 医療面接の構造は定型にしばられない

表3に示した構造はあくまで標準的なもの（定型）であって、面接はこの構造に示された階層（順序または流れ）に従って行わなければならない、

というものではありません。

構造を建物に例えれば、建物のエントランス（導入）は誰もが通過するところでしょうが、それからの移動の順序（対話の展開）は自由であり、階を改めるのに階段を使おうともエレベーターを使おうとも、また何階から歩を進めようともそれは自由です。その意味では医療面接の構造は定型にしばられるものではありません（図9）。面接が上達すればするほど行動（順序または流れ）は自在で、しかも建物全体に目配りが行き届くようになるものです。ただ建物全体を移動するのにはできるだけ動線を短く、合理的に移動する気配りが必要なのはいうまでもありません。標準的（定型）とはその気配りの参考資料という意味であって、決してマニュアル的な意味をもつものではないのです。もしこれをマニュアル的と捉えるならば、それは独善的な医療者にありがちな他者感覚のなさと（患者と医療者との人間関係の大切さを知らない）、臨床に対する見識の浅さとの現れとみなして差しつかえありません。

2 面接の流れの主導権は患者にある

引き続き建物の話を例にとります。

建物内の移動の主導権は患者にあることを忘れないようにしましょう。面接者は建物全体を偏らずに見てもらうために移動の手助けをする案内役です。すなわち対話によって語られ、つくられていく物語り（ナラティブ）の主人公と作者は患者であり、面接者はその物語りに適切な目次をつけたり、句読点を加えたりして、わかりやすく読みやすく、しかも作者（患者）にも納得がいく物語りに仕上げていく編集役です。したがって患者が語る物語りの文脈は、原則として面接者が勝手に変えてはなりません。技法のところでも触れますが、患者の語る物語りの文脈に寄り添って面接を進めていけば、必ず面接は成功します。これが結果として患者に安心感と満足感を与える面接（対話）になる大きなコツといえましょう。

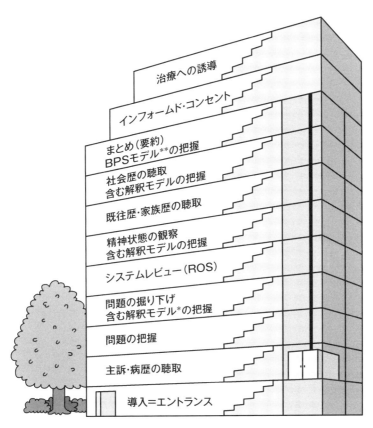

＊＊ BPS モデル（⇨ p.15 参照）
＊解釈モデル（⇨ p.129 参照）

図9 医療面接の構造（建物での例示）

3　患者の感情面への細かい対応

具体的な対応の要点を述べます。

① 面接の導入時（実践編で述べた前半に相当します）には、できるだけ患者をリラックスさせるように配慮します。

② 展開時（実践編で述べた中間と後半に相当します）には、特に患者が自分の病気（病態）に対してどのような気持ち、あるいは解釈を抱いているかに細心の注意を向けます。

③ まとめの段階（実践編で述べた後半に相当します）では、治療に対する患者の不安や疑問を解きほぐしていきます。

④ 初診の患者は、「鍼は痛いのではないか」「灸で火傷するのではないか」「どのくらい受診しなければならないのだろうか」など、さまざまな疑問とそれに伴う不安を抱いていることを想定します。疾病だけでなく、鍼灸に対する疑問や不安は緊張関係をつくる原因となることを忘れてはなりません。

⑤ 一般の生活者にとっては医療の場は非日常的です。加えて、着衣を脱いで治療が行われる鍼灸臨床の場は、非日常的な色彩が濃いといえましょう。そして、刺鍼や施灸は侵襲的な治療と思われがちですから、鍼灸の臨床ではあらゆる場面で気配りが過ぎるということはありません。専門職が感じている日常性は、一般の生活者にとっては非日常性であることを忘れてはなりません。

第2章の参考文献

1) Steven A. Cohen-Cole. メディカル・インタビュー. 飯島克巳, 佐々木將人監訳. メディカル・サイエンス・インターナショナル. 1994
2) 飯島克巳. 外来でのコミュニケーション技法. 日本医事新報社. 1995
3) 伊藤和之. 授業実践報告 理療臨床における患者とのコミュニケーション. 第8回視覚障害リハビリテーション研究発表大会論文集. 1999：121-124
4) 片平秀夫, 吉田文彦. 臨床実習に関するアンケート結果報告. 理療教育部研究・業績集（第7号）. 国立身体障害者リハビリテーションセンター理療教育部. 1997

第3章
医療面接とコミュニケーション

　この章では、医療面接で対話を行う患者と鍼灸師とはどのような関係にあるかを明らかにします。

患者と鍼灸師との関係

　鍼灸医療を受けに訪れる患者の疾病や傷害の程度は、1回から数回の治療で軽快に向かう軽度のものから、慢性・難治性のもの（いわゆる不定愁訴も含まれる）や、他の医療機関で予後は不良といわれている重度のものまで広範囲にわたります。それらの患者の治療に当たっては、患者と鍼灸師とがお互いに応分の役割を担う関係となります。

　すなわち、患者の役割は、治そうとする意欲や、間違っている生活習慣を改善する努力であり、鍼灸師は、患者の自然治癒力を引き出すような治療を行って、その患者の人生の質あるいは生活の質（QOL）が保証されるように支援する役割です。それを第三者的にみれば、鍼灸師は患者の傍らに立ち、二人三脚でゴールに向かって歩をともにする姿です。

　特に慢性疾患の患者との関係は、Szasz, T.S. と Hollender, M.H.[1]が提唱したモデルが参考になります。

　従来の臨床は、役割関係の原型（表5の最下段）といわれている、親と

表5　医師と患者の役割関係モデル

役割関係モデル	能動と受け身の関係	指導と協力の関係	相互に治療責任を持つ関係
適用される疾患状態	麻酔状態 昏睡状態 急性期外傷	急性期感染疾患	慢性疾患
役割関係の原型	親と幼児	親と青少年	大人と大人

〈出典〉Szasz, T.S., Hollender, M.H. A Contribution to the Philosophy of Medicine：the　BasicModels of the Doctor － Patient Relationship. AMA Archives Int Medicine 97　1956；585-592. を参考に作成

　幼児、親と青少年の関係のように、医療者が患者に対してパターナリスティック*な対応をとるのが一般的な姿でした。鍼灸医療もその例外ではありません。むしろ治療の結果を強調したいために他の医療よりはその傾向が強かった嫌いがあったほどです。しかし、「患者中心の医療」を実践するには、患者の同意を得ない治療はインフォームド・コンセント*や患者の自己決定権*に反するものとなります。患者の自律性を尊重した関係づくり（大人対大人の関係）を考慮する医療こそが真の医療といえます。

＊パターナリズム（Paternalism）：温情主義、家長主義。医療においては、患者を何も知らない子供に見立て、全面的に庇護する意味で用いられます[2]。

＊インフォームド・コンセント（Informed Consent）－説明と同意：知らされた上の同意などと訳されています。治療の目的とそれに伴う利益・不利益、代替的方法等について十分な情報を得た患者が、納得して治療の実施に同意することです。患者の自己決定権の行使を医療の中で具体的に実現する手続きであり、パターナリズムによる患者－医療者関係を変える概念と捉えられます[3]。

＊自己決定権：インフォームド・コンセントは、患者の自律と自己決定に基盤を置く概念といえます。自己の身体の不可侵性に関する権利として患者の自己決定権は保証されねばなりません[4]。

コミュニケーションの基礎

1 コミュニケーションとその仕組み

　医療面接で行われるコミュニケーションの実践に必要でかつ基本的な事項をここで学びます。

　外来語には日常用語化しているものが数多くありますが、いつのまにか日常に溶け込んでしまっていることばほど、説明を求められてもうまく答えられないものです。コミュニケーションということばも、その一つでしょう。

　コミュニケーションを臨床の場で実践する者としては、コミュニケーションとは何かを説明できなければなりません。そこでまず、コミュニケーションとはどういうことなのかを認識するところから始めます。

　私たちは、社会の中で、言語や文字や身振りなどを使いながら、複雑で、そして頻繁に意味内容を伝達し合いながら、共同生活を送っています。

　コミュニケーションとは、人と人との間に行われる意志の交流であり、相手に何らかの反応を起こさせる目的でメッセージを共有することです。

　このようにコミュニケーションは相互関係であり、その仕組みは図式化すると理解しやすくなります[5]。

　この仕組みを、あなたが発信者で、友人が受信者になり、あなたが友人を食事に誘う対話の例に照らしてみましょう。

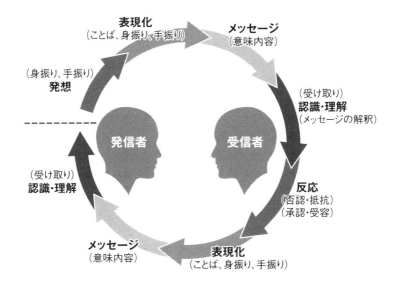

図10 コミュニケーションの仕組み

コミュニケーションの仕組みの具体的な対話例

> あなた(発信者)の発想：お腹がすいた。何か食べたいということを友人に告げたい
> 　　　　　表現化：ショクジガ　シタイ（ことばに変換）
> 　　　　メッセージ：食事に行こうか
> 友人(受信者)の認識・理解：彼は私と一緒に食事をしたいといっている
> 　　　　　　反応：彼はお腹がすいたらしいが、私も空腹を感じている
> 　　　　　　　　　同席してもいい（承認・受容）
> 　　　　　表現化：ドウイ　スル（ことばに変換）
> 　　　　メッセージ：いいね。じゃあ、一緒に出かけるか

この例から、コミュニケーションは相互関係であることがわかります。コミュニケーションに支障が起きる（ギクシャクする）のは、図10の仕組みのどこかに問題が生じた結果であることがよく理解できます。

　さらに図10は、臨床において患者が発するメッセージを医療者がどのように認識し理解するかが、面接を成功させる鍵であることを示しています。
　付け加えると、interviewということばは−面接−と訳されていますが、その中にはお互いに「観る」という意味も含まれています。医療者は、医療面接を通して（正確には患者が診療室に入ってくるときから）患者の観察を行っているのですが、同時に医療者も患者に観察されている存在であるということを自覚して接したいものです[*6, 7)]。

> ＊Harry Stack Sullivanは、面接の要諦（ようてい）は関与しながらの観察（participant observation）であると述べています。
> また、土居健郎は、次のように述べています。
> 「好奇心を以て人間の行動を観察するだけでは足りない。直接会ってその人の話を聞かなければならない。しかしそれだけでもまだ足りない。傍観者の立場で聞いているならば、聞いたことの本当の意味はわからない。本当にわかるためには傍観者の立場を超えて、相手の立場に身をおき相手の心がこちらに伝わって来るのでなければならない。そしてそれこそ実は面接者の務めである。理解できるということに面接者の専門性、すなわちBildung（教養）があるといわねばならぬのである」

2　コミュニケーションを構成する要素

　人と人とのコミュニケーションを構成する要素として、言語的コミュニケーションと非言語的コミュニケーションについて考えます。

（1）言語的コミュニケーション（verbal or linguistic communication）

　言語的コミュニケーションとは、いうまでもなく、ことばの意味内容によるコミュニケーションです。

私たちは日常生活でさまざまなことばを使いコミュニケーションを行っていますが、日常会話で使っていることばの意味内容は、お互いの間ではおおよその共通理解が成り立っているという前提があります。しかし、臨床では必ずしもそうでない場合が多いのです。したがって、医療面接では以下の二点に留意しなければなりません。

①患者－鍼灸師の間で使われる用語の意味は完全には一致しない

　例えば、患者が「手足がしびれるんです」と訴えた場合、「しびれる」ということばの意味内容は、患者－鍼灸師間では完全に一致していない場合があります。

　「しびれ」には、しびれ〔感〕という語彙があり、「……異常感覚の一つとして実際の訴えのなかにはいろいろのものが含まれている。すなわち、知覚面では鈍麻、過敏、異常知覚が、運動面では筋緊張亢進、筋力低下、筋萎縮、運動麻痺などがしびれ感として訴えられることがある」という解説があります[8]。つまり、「しびれ感」に含まれる意味内容は単独でも知覚面で三つ、運動面では四つが挙げられており、その各々が組み合わされば、「しびれる」という訴えには多くの、そして複雑な意味内容が含まれます。「しびれる」という訴えを聞いて、鍼灸師は「多分、長時間正座を強いられたときに足に感ずるビリビリッとした感じ」を訴えているのだろうと推量したのが、実は患者は下肢の運動障害を「痺れ」と表現していたというようなことは、臨床上、決して例外的な事例ではありません。

　通常、私たちは前後の対話の文脈から、その意味内容を理解しているようにみえるのですが、その理解が適切か否かの判断は主観的であることを忘れてはなりません*。

＊服部四郎は、発話の意味を「発話時における発話者の直接経験のうち、彼がその発話によって表出しようとした面」とし、発話理解の意味を「聞き手が或発話を聞いて、発話者が表出し伝達しようとした『意味』を推測しようとして経験する意識内容」と定義した上で、「発話の意味」と「発話理解の意味」とは一致しないと述べています[9]。

②専門用語は心理的・社会的な距離感を生む

　専門用語はそれを使う人の職域や社会的位置を示します。専門用語を多用することで、相手との心理的距離を保つことができるのですが、また緊張関係を生む場合があります。

　臨床の初心者がしばしば陥りやすいのは後者の場合です。自分の経験不足を補おうとする気持ちが意識的（無意識的の場合もある）に働いて、意図的に専門用語を使いすぎるあまり、患者との間に緊張関係を生んでしまうのです。

　お互いにリラックスして、患者にも積極的に治療へ協力・参加していただくためには、その患者の理解度に相応したことばにいい換えるように努めなければなりません。

(2) 非言語的コミュニケーション（nonverbal or nonlinguistic communication）

　非言語的コミュニケーションとは、ことば以外によるコミュニケーションをいいます。コミュニケーションの3分の2は非言語的コミュニケーションであるといわれています[10]。それほど非言語的コミュニケーションがコミュニケーションに占める割合は大きいのです。

　医療面接における非言語的コミュニケーションを考える場合は、まず面接が行われる場（舞台装置と考えてもよい）に着目します。

①空間的位置関係

　まず、患者と鍼灸師との空間的位置関係を考えましょう。いわば空間の活用です。

　相手に対する身の置き方（body placement）はことばに等しい意味を持っています。

　例えば、「どんな具合ですか、何でもおっしゃってください」といいながら相手の傍らに腰をおろすことにより、「私はあなたのお話を親身になって伺おうとしています」という非言語的なメッセージを伝えることに

なるのです。

一般的に面接の場におけるイスやテーブルの配置は、60度法、90度法、120度法、180度法などがあります。なかでも直角法（90度法）が自然に視線を外すことができたり、相手をリラックスさせるのに優れているといわれています[11,12]（図11）。

また、Hall, E.T. は、対面した二者間の物理的距離を心理的距離と結びつけることにより、対人距離を四つに分類しています[13]（表6）。

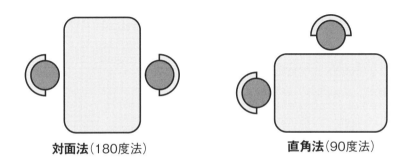

図11 座席の配置

表6 対人距離（interpersonal distance）

	距離（cm）	内容
親密距離 (intimate distance)	〜50	ごく親しい間柄で許される。親しくない間柄では警戒される。
個人的距離 (personal distance)	50〜120	親しい間柄。身体への接触も可能となる距離。
社会的距離 (social distance)	120〜360	事務的距離。仕事上の役割関係。
公衆距離 (public distance)	360〜	関係のない二者間の距離。

〈出典〉Hall, E.T. かくれた次元．日高敏隆, 佐藤信行訳, みすず書房．1970 を参考に作成

鍼灸医療の医療面接では、鍼灸師は患者に対して親密距離と個人的距離の間を行ったり来たりしながら接していると考えられます。そのときの患者の気持ちを推し量る参考にしてください。

　このように、相手との位置関係には角度や距離が挙げられていますが、さらに目線の高さについても留意することが必要です。面接場面ではお互いの目線の高さが合うように座席の高さにも気を配ることです。

　鍼灸の臨床では、面接－診察－治療と進む一連の過程の中で、患者－鍼灸師の空間的位置関係は、患者はベッドに臥床し、鍼灸師は脇に立っている関係が最もポピュラーです。しかし、少なくとも面接の間は、鍼灸師はベッドの傍らでイスに腰掛け、患者との目線の高低差をできるだけ少なくするように心がけなければいけません（⇨ p.28参照）。これは医療者として鍼灸師が持たなくてはならない、基本的な配慮の一つです。

②**動作**

　動作とは身体言語＊（body language）を指します。代表的なものは、私たちが習慣的に行っているお辞儀や、相手に向かう表情があります。

　お辞儀（挨拶）は人間関係の入口（出会い）と、出口（別れ）の状況（雰囲気）とを決定する重要な動作です。

　「初めまして」「失礼します」「それで結構です」「ありがとう」など、さまざまな意味内容を表すことができます。詳しくは「コミュニケーションの実際」（⇨ p.90参照）で述べます。

> ＊**身体言語**：動作や表情によって伝達されるメッセージをいいます。

③**視線**

　視線は重要な非言語的コミュニケーションの要素です。

　患者の方に顔を向け、視線を合わせながら（アイコンタクト eye contact）柔和な表情で接することにより、「あなたを受け容れています」というメッセージを伝えることができます。反対に視線を患者からそらし、身体を小

刻みに揺するような動作を加えたら、それだけで相手との距離感は広がってしまいます。

　日本人は視線を避ける文化を持っている[14]といわれており、自然に視線を外すのがむしろ礼儀と捉えている人も多いようです。たしかに、ことさら患者の目を凝視することが最適であるとはいい切れません。見つめられると話しにくさを感じる患者もいるからです。また、鍼灸師の中にも患者と視線を合わせるのが苦手な人もいるでしょう。

　しかし、そのような場合でも、患者の姿は必ず視野の中に置き、鼻の辺りや、肩の上の辺りに視線を落とすようにして、できるだけ不自然にならないようにしましょう。大切なのは、「あなたを受け容れています」という優しいまなざしが送れるかどうかです。

④準言語（paralinguistics）

　準言語とは声の性質のことです。非言語的コミュニケーションから独立させて、準言語的コミュニケーション（palalinguistic communication）として分類する場合もあります。

　具体的には、話すときの声の調子（声の高さ・大きさ、話す速さ、抑揚、語尾の変化）などです。

a) 不用意に高く大きな声は、患者に威圧感を与えます。低くとも張りのある声は安定感を高めます。
b) 声に抑揚がないと（感情を入れないで話さなければならない場面は別ですが）、無関心であるというメッセージになりかねません。声は適度な抑揚がないと何となく陰気になり、よいコミュニケーションはつくれません。
c) 語尾の変化によって意外に多くの感情を伝えることが可能です。例えば、ことばの語尾に「ね」を付けてそこだけ強めにいうと、念を押すいい方になります。しかし、使う場面によっては押しつけられている印象を与えます。

　　（例）ここが痛むのです／ね　　念を押しているつもりが押しつけに……

d）患者が時折、口ごもりながら早口で話す場合は、不安感や緊張感が高い状態にあることが多いものです。医療者が早口になる場合は、性急な印象を与え、落ち着きのない雰囲気をつくり出してしまいます。

コミュニケーションの実際

　実際のコミュニケーションにはいろいろな場面があり、場面に対応する心得があります。

　その心得は、非日常的な環境である臨床の場における、医療者としての挨拶、ことば遣い、身だしなみから環境の整備にまで及びます。これらの心得は、知っているというだけ（知識レベル）では何の意味もありません。知識レベルに留めるのではなく、常に臨床実践に活かせるように習慣化することが大切です。

1　挨拶

　挨拶とは、心を開いて相手に近づいていく行為です。そして、挨と拶とには「触れる」という興味深い意味が含まれています。鍼灸医療そのものが挨拶に通ずるという示唆を私たちに与えています（表7）。

表7　挨拶の意味

挨	押す　開く　迫る　相手にやさしく触れる 押しあいへしあいする　身に迫るような動作を受ける
拶	押し返す　開く　迫る　少し強めに触れる　すりよせる

(1) お辞儀

お辞儀とは、挨拶すること、頭を下げて礼をすることです。このことばは、「時がちょうどよい」という意味の「時宜(じぎ)」、「遠慮すること」という意味の「時儀(じぎ)」から転じたことばです*。

表8 お辞儀の種類と程度

種類・程度	角度	視線	時間	ことば
会釈（軽いお辞儀）	15度	2m先	3sec	おはようございます
敬礼（やや丁寧なお辞儀）	30度	1m先	4sec	お待たせしました
最敬礼（丁寧なお辞儀）	45度	足下	5sec	ありがとうございました

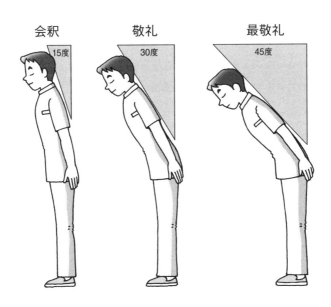

> *仏教が大陸からはいり、また神道も日本の国の中で興ってきました。日本はアジア大陸の東の端にありますから、あらゆる文化が吹き溜まってきます。その吹き溜まった文化を総合しながら、日本人は独特の文化をつくってきました。そして、仏教の智慧と慈悲、そしてそこに神道の自然を畏れかしこむという気持ちが、すべて総合されてできたのが、頭を下げるお辞儀です。頭を下げて、「おはようございます」「こんにちは」、あるいは「さよなら」などの挨拶ができるということが、日本人であり、日本人が人間関係をつくる最初の動作であるのです。最初がよければ後もいいのです[15]

あらためて日本人とお辞儀との関わりを認識し、**表8**にあるお辞儀の程度（効用）を知っておくことは決して無駄ではありません。

（2）自己紹介

医療者が名札を胸に付け、そして自己紹介することは、臨床が人と人との間で行われる営みであるということを、患者とともに意識できる上でまことに有効です。

> *中世から明治5年（1872年）まで、日本には複名の習俗がありました。例えば、西郷（吉之助）隆盛、大久保（一蔵）利通などです。名を肉体と同一視して、名を呼ばれること（隆盛とか、利通とか）は身体に接触されるのと同義として、直接名を呼ぶことは権威を冒瀆し、敬意を損なうものと考えられていたのです。したがって、首長や敬うべき人の名を口にすることをタブーとしたのです。これを実名敬避といいます。
> 　このように、古くから日本では名を名乗り合うということに特別の意味を見出していたのです[16]。

（3）言霊（ことだま）

言霊とは耳慣れないでしょうが、このことばを知っていますか。ことばに宿る人知を超えた不可思議な力を意味する熟語です。古代、さまざまな国で、ことばには人の口から出たとおりのことを実現させる力があると信

じられていました。わが国でも次の歌に代表されるように、言霊の力の満ちている国であるという意識が存在していました。

　　磯城島の日本の國は言霊の幸はふ國ぞま幸くありこそ
　　　　　　　　　　　　　　　　　　　　　　　（万葉集　巻第13）

　〔大意〕日本の国はことばの霊の霊妙なはたらきが幸福をもたらす国です。（私のこの言挙げによって）ご無事でおいでください[17]。

　豊かなことばの遣い手になることは、医療者の素養です[18]＊。

＊池見酉次郎は、次のように述べています。
「すでに四千年のむかし、古代ギリシャの医師は、『医師には三つの武器がある。ことば、植物（薬草）、メスがそれである』と教えている。ここで薬よりも、メスよりも、『ことば』が第一におかれていることに注目されたい。（中略）これほどの意味を持つ『ことば』が、一般の人々ばかりでなく時として医者によってさえきわめて不用意に使われるのは、まことに遺憾なことである」

　医療者の不用意な一言や態度は、新たな病気を生む種となったり、病状を悪化させる原因となることがままあります。マイナスのプラシーボ効果＊が働くためで、これも一つの医原性疾患＊といえなくもありません。
　例えば、スポーツ傷害による関節痛を訴えて来院した患者が、「うーん、腎虚だね。注意しないと後々身体に変調がくるよ」と鍼灸師にいわれ、それが気になりだしたために、かえって病状が悪くなっていったという報告があります。昔から医療者のことばは、患者を生かすこともあれば、殺すこともあるといわれています。まさに諸刃の剣なのです。

> *プラシーボ (placebo) 効果：薬効がないはずの偽薬で症状の改善などの効果が現れることをいいます。A. ワイルは、臨床においては不活性プラシーボ（乳糖など）よりも、ビタミン剤のような薬理作用を有する活性プラシーボが重要であると指摘しています。また、投薬や注射だけでなく、外科手術など手技によってもプラシーボ効果が現れることがあります。
> *医原性疾患：医療者または医療がつくり出す疾患。医原病ともいいます[19]。

2 ことば遣い

(1) 敬語（待遇表現・敬意表現）

①ことばは写し絵

ことばはその人の人格を表し、話はその人のすべてを表現するものですから、ことばは使う人の写し絵といえます。

よりよい患者−鍼灸師関係を支えるためには、過不足のない敬語*を使いこなすことが求められます。

> *小島俊夫は、次のように述べています。
> 　「敬語とは、敬意を反映することばであり、敬語表現によって、誰かに対しての、何ごとかについての、どんな関係からかの、話し手の敬意が反映される。その〈敬語の反映〉には、単に人をうやまい、へりくだる言い方（態度）ばかりではなく、人をさげすみ、ののしる言い方（態度）、さらに、うやまうのでもなく、さげすむのでもない、いわば、両者の間にはさまれた言い方（態度）までも含まれる」[20]

敬語というと難しく、堅苦しい印象を持たれがちですが、明治以来、敬語・敬語表現をより広い概念である待遇語・待遇表現の一部とみなす考え方がありました。人をことばによってどのように捉えるか、つまり、どのように待遇する（もてなす）かという見方に立つと、私たちが人を敬ったりののしるときに使うことばのすべてが、相手を待遇するものといえるのです。さらに最近では、「恐縮ですが」「お忙しいところ申し訳ありません

が」など、相互尊重の精神に基づいて、相手や場面に配慮して使い分けることば遣いとして、敬意表現が定義づけられています[21]。

このように、敬語とは患者と鍼灸師の関係を決定づける大切なツールの一つなのです。

敬語は、時（time）・場所（place）・場合（occasion）をわきまえて、「もてなしの心」を持って使い分けるようにしましょう（表9）。

②**敬語の種類**

敬語の分け方はさまざまですが、大きく三つに分類されます。

- 尊敬語：他者に対して敬っていうもの
  例）お名前をおっしゃってください。
- 謙譲語：自分や自分の側のものについてへりくだっていうもの
  例）こちらの住所を申し上げます。
- 丁寧語：もののいいかたを丁寧にするもの
  例）そちらに行きます。

ポイント1　尊敬語と謙譲語

一般に尊敬語と謙譲語の使い方を誤ることが多いものです。ことに多いのは、尊敬語を使うところで謙譲語を使うケースです。決め手は、敬語にすることばが次のどちらになるかで判断します。

- 相手（側）の動作などを示す者→尊敬語化
- 自分（側）に関するもの　　　→謙譲語化

例）ここでお待ちしてください（×）→ ここでお待ちになってください（○）

ポイント2 「なる」は尊敬「する」は謙譲

尊敬表現や謙譲表現に変える方法はいくつかありますが、もとの動詞を「お〜（に）なる」などで挟み尊敬表現に、「お〜する」などで挟み謙譲表現にすることができます。

例1）聞く：お聞きになる（尊敬化）　お聞きする（謙譲化）
例2）話す：お話しになる（尊敬化）　お話しする（謙譲化）

表9　日常的に使われる動詞の言い換え

もとのことば	尊敬語	謙譲語
言う	おっしゃる 言われる	申す 申し上げる
いる	いらっしゃる おいでになる	― （日常的には「おります」と表現）
行く	いらっしゃる おいでになる 行かれる	伺う 参る
来る	いらっしゃる おいでになる みえる・おみえになる お越しになる 来られる	参る 伺う
食べる・飲む	召し上がる お食べになる	いただく 頂戴する
する	なさる・される	いたす
見る	ご覧になる　見られる	拝見する
聞く	お聞きになる	伺う　承る 拝聴する

ポイント3 **過剰敬語に注意**

　敬語をむやみに使うと耳障りで、かえって失礼な印象を与えるので注意したいものです。

　　例1）○○さんがおっしゃられました（×）
　　　　→○○さんがおっしゃいました（○）
　　例2）お薬をお飲み過ぎになられて、お2階でお休みになっていらっしゃいます（×）
　　　　→薬を飲み過ぎて、2階で休んでいらっしゃいます（○）

　例1は尊敬の「れる」に当たる部分を除き、例2は文の最後を敬語にするだけで十分に敬意は伝わります。

（2）呼称と接尾語

　使用に注意が必要な接尾語として「くん」「ちゃん」があります。
　「くん（君）」は、昔は目上の人の名前に付けて敬意を表したのです。しかし時代が下るにつれ、同輩やそれ以下の者の名前の下に付けて親しみや軽い敬意を表すことばに変わっています。
　「ちゃん」は接尾語「さん（様）」が変化したもので、人名などに付けて親しい間柄の人を呼ぶときや、特に親しみを込めて呼ぶときに用います。
　「くん」「ちゃん」を面接の場面で使う際は、患者との関係が個人的なレベルにあることを示すので、目の前の患者だけでなくその周囲の患者に与える印象も考慮しなければなりません。

患者を「ちゃん」で呼んでしまった例

> 臨床実習生M君が待合室に患者を呼びに行った際、若い女性患者に対して「○○ちゃん」と呼びかけ、それを聞いていた指導教官に説諭を受けた。患者は以前からM君に治療を受けていたらしく、気軽に呼び合えるようになっていたという。

このケースでは、二人だけの場面で使用されていた「ちゃん」が、他の患者のいる場面で用いられたことに問題があります。

普段使い慣れていることばは、ときとして口をついて出るものです。

(3) 方言

各地方には独自の文化・習慣があります。その一つが土地のことば、方言です。方言＊は共通語＊の置き換えではなく、独自の語彙と文法体系を持っています。尊重し、保存すべき日本文化の一つといえます。

> ＊方言：地域社会において共通語と相対して使われていることば
> ＊共通語：現実にコミュニケーションに使われている言語

地域医療において、方言を理解することは円滑なコミュニケーションに役立ちます[22]。方言は、社会構造が安定し、人口の流動が少なく、規範が一定している条件の中で芽生えています。時間の蓄積の中で醸成された土地のことばを使うことは、その土地の人間であることを示すと同時に、人間関係における距離感を縮めているという意味を表現することに他なりません。

方言が使われた例

患者

先生、どうしたんでしょうね。このところ、たいして動いてもいないのに、こわくてこわくて

何か恐ろしいことでもあるんですか

鍼灸師

　東北のある地域では、「疲れる」という意味に「こわい（こわぇ）」ということばを使います[23]。これを「何が恐ろしいのだろう」と解釈すると、コミュニケーションばかりか、診療が成り立たなくなってしまいます。

（4）手話・指点字等
　手話や、指点字などを用いる方々が患者として来院することもあります。このような方々が使用する言語体系の一端を知ることは、患者－医療者関係の場面のみならず、一社会人としても有意義なことです。

3　身だしなみ
　身だしなみとは、頭髪、服装、ことば、態度を整える心がけです。
　このような日頃の心がけは人格に通ずるものです。個人の身だしなみが、医療者としての身だしなみに結びついてくるので、普段から医療者たる鍼灸師として生きる心構えが求められます。

①白衣と着衣
　清潔さは医療に不可欠な要素です。ことに白衣は医の象徴と思われているので、襟足の汚れ、ほつれ、シミ、しわなどに注意をします。
　次に、白衣の下の着衣にも留意します。女性の場合は、胸元の開き具合などの気配りも必要でしょう。鍼灸師としての品位を高める意味からも、ふさわしい着衣で患者に接したいものです。

②頭髪・髭

患者に不快感や不信感を与えないように、鍼灸師としての品性を考慮します。

髪の毛の長さという視覚的な面だけでなく、整髪料の匂い、流れ落ちる汗、フケへの配慮など、全体的に頭髪を整えることに気を配ります。

また、男性の場合は頭髪と同様に髭にも気を配りましょう。伸ばしている場合でも、無精髭にみえるようなものは好ましくありません。

③化粧や装飾品

化粧の程度（香水も含む）や装飾品の着用は、勤務する地域や時代によって受け取られ方が異なるでしょう。ですから、適・不適の判断は周囲の意見をよく聞きながら行うようにします。もちろん治療に支障がある装飾品の着用は控えるべきです。

④その他

入浴、歯磨き、爪切りなど、基本的な生活習慣と全般的な整容とについて気を配ります。体臭や口臭は、本人自身はあまり気がつかないことが多いので十分に注意します。

身だしなみは、患者に与える視覚的な影響だけでなく、これをおろそかにすると衛生上の問題に発展しかねない問題なのです。

⑤行動上の習癖（クセ）

貧乏ゆすりをする、爪を噛む、鼻をこする、髪を掻き上げるなど習慣的なクセ、いわゆる習癖には、不安、緊張、焦燥、興奮など心理的側面が表れたものもあります。しかし、まったく無意識に行われる場合もあります。

患者に不必要なメッセージを送らないためには、自らの習癖を意識化し、悪いものは積極的に改善するよう努力します。

身だしなみについて**表10**もしくは**図7**（⇨ p.29参照）のチェックリストを活用することを勧めます。

表10 チェックリスト

今日の臨床に際して	チェック	今日の臨床に際して	チェック
1. 睡眠は十分か	☐	7. 着衣は清潔か	☐
2. 入浴は済んでいるか	☐	8. 爪は切っているか	☐
3. 白衣に乱れはないか	☐	9. 靴下は清潔か	☐
4. 頭髪に乱れはないか	☐	10. 履き物は清潔か	☐
5. 髭は整えているか	☐	11. 口臭はしないか	☐
6. 下着は清潔か	☐	12. 体臭はしないか	☐

4 環境の整備

優れたコミュニケーション能力があっても、それを活かす場の環境が悪ければその効果は減少します。

①周囲に誰かほかの人がいるかどうかの確認

患者にとって話の内容が個人的であればあるほど、周囲にいる他人の存在は気になるものです。しかし、それを患者自身からはなかなかいいだしにくいものです。面接では、患者の同意を得ていない第三者が同じ場にいることは避けたほうが賢明です。仮に、同僚や助手などほかの医療者がいる場合でも、患者の立場を十分に考慮する姿勢を忘れてはなりません。

②物理的環境への配慮

コミュニケーションをよりよく構築する工夫の一つとして、相手に与える心理的効果があります。その効果を期待するためには、以下の点検を忘らないようにします。

　　a) 履き物の清潔さ　　f) 室温・湿度
　　b) 床の汚れ具合　　　g) 採光・照明
　　c) 室内の色調　　　　h) 音楽（BGM）
　　d) 机・イスなどの調度品　i) 植物・絵画・置物
　　e) 室内の匂い

第3章の参考文献

1) Szasz, T.S., Hollender, M.H. A Contribution to the Philosophy of Medicine：the BasicModels of the Doctor － Patient Relationship. AMA Archives Int Medicine 97 1956 ; 585-592
2) 平山正実．医療倫理とコミュニケーション．長谷川浩，宗像恒次編．講座 人間と医療を考える第3巻　行動科学と医療．弘文堂．1991
3) 水野肇．インフォームド・コンセント．中公新書．1990
4) 森川功．インフォームド・コンセント：アメリカ合衆国の現状と日本の現状．からだの科学 181. 1995：16-17
5) 長谷川浩．患者と医療従事者のコミュニケーション．長谷川浩，宗像恒次編．講座 人間と医療を考える第3巻　行動科学と医療．弘文堂．1991
6) Sullivan, H.S. 現代精神医学の概念．みすず書房．1976
7) 土居健郎．新訂 方法としての面接．医学書院．1992
8) 後藤稠編集代表．最新医学大辞典．第2版．医歯薬出版株式会社．1987
9) 服部四郎．意味．岩波講座哲学11　言語．岩波書店．1968：292-338
10) Rakel RE：Textbook of Family Practice. 4th edition, WB Saunders, Philadelphia, 1990, 307-323
11) 斉藤勇編．対人社会心理学重要研究集 3. 誠信書房．1987：157-160
12) 奥田いさよ編著．対人援助のカウンセリング．川島書店．1991：63-64
13) Hall, E.T. かくれた次元．日高敏隆，佐藤信行訳，みすず書房．1970
14) 井上忠司．まなざしの人間関係－視線の作法－．講談社．1982
15) 鈴木健二．言葉は女の最高のおしゃれ．ごま書房．1998：18
16) 金田一春彦，林大，柴田武編集責任．日本語百科大事典．大修館書店．1988
17) 高木市之助，五味智英，大野晋校注．日本古典文学大系6　萬葉集 三．岩波書店．1960
18) 池見酉次郎．心療内科．中公新書．1963：128
19) 医療人類学研究会編．文化現象としての医療．メディカ出版．1992
20) 小島俊夫．後期江戸ことばの敬語体系．笠間書院．1974
21) 国語審議会答申．現代社会における敬意表現．文化庁．2000
22) 国立国語研究所「病院の言葉」委員会編著．病院の言葉を分かりやすく－工夫の提案－．勁草書房．2009:97-98
23) 竹田晃子．東北方言オノマトペ用例集．国立国語研究所．2012

第4章

質問法

　医療面接において質問法は、患者の訴え（病苦の内容、受診動機等々）を知り、病態を明らかにしていく上で、欠かせない重要な要素です。

　患者の話したいことと合致した質問は、病態把握から治療にいたる病床に必要な情報を引き出せます。そして、的確な質問で引き出される患者の話を、主観を交えずに心から耳を傾けて聞くこと（傾聴）によって、面接はスムーズに進行し、得られる情報も豊かになります。いい換えれば、的確な質問と傾聴の積み重ねが、患者自身が納得でき、しかもわかりやすい自分自身の物語りを紡ぐための、いわばガイドラインとなるのです。

　質問法はその機能の違いから、「開放型質問」（open-ended questions/open questions）と「閉鎖型質問」（closed questions）とに大きく分けられます[1]。基本的には、この二種類の質問法の機能と、その特徴とを理解し、使い方の修練を重ね、自在に使いこなせるようになれば、必ず効果的な医療面接ができます。

　実際には、その他の質問法も組み合わせながら患者の全体像を明らかにしていくのですが[2,3]、その他の質問法は、上記二つの質問法の応用形でもあるので、面接の上達に伴い、その活用を学べばよいでしょう。

　まずは、医療面接に臨んで、上記二つの質問法が習慣化され、対話が展開できるようになることが大切です。

1 開放型質問（open-ended questions/open questions）

> 「どうなさいましたか」
> 「どのような具合ですか」
> 「ご心配の点はどのようなことですか」
> 「どんな痛みですか」

　これらの質問の機能は、患者が話の内容を限定しないで、自分自身のことばで自由に答えられることです。このように問いかけると、患者からは、最もいいたいこと、訴えたいことが一番はじめにでてくる場合が多いのです。つまり、主訴を引き出しやすいのです。

　「開放型質問」は、形式、内容ともに答えが患者に任されているのが特徴です。

　さらに、患者にとっては、自分のいいたいことを自由に話せるので満足感が得られます。ただし、質問に対する患者の答えは短い場合も長い場合もあります。

　この質問には二つの問題点があります。一つは、患者の答えの内容を限定しないために、必ずしも医療者が求めたい情報と合致しない場合がある点です。もう一つは、訴えが多い場合や、話し好きの患者の場合に、答えが長くなるばかりでなく、とりとめがつかず、話の焦点がボケてしまう可能性がある点です。

　しかし、そのような問題が生じても、「開放型質問」を発したあとの面接者は、患者の話をひたすら聞くという傾聴の姿勢を崩さないのが基本となります。

　医療面接において、患者とのよりよいコミュニケーションを築くための最初のステップは、挨拶に続き「開放型質問」から始めます。最初のステップは、患者とともに紡いでいく物語りの1ページ目に相当します。それを忘れずに、「開放型質問」を徹底して習慣づけてください。

2 閉鎖型質問（closed questions）

> 「熱はありますか」
> 「食欲はありますか」
> 「お腹は痛くありませんか」
> 「手が冷えることはありますか」

　これらの質問の機能は、医療者の立場から聞きたい事項だけを聞き、必要な情報だけを確実に集め、病態を的確に判断することです。質問に対する患者の答えは極めて限定的で、「はい」「いいえ」で答えられるという特徴を持っています。したがって、これらの質問を Yes／No Question ともいいます。

　また、「はい」「いいえ」で答えなくとも「いつからですか」「はい、一昨日の朝くらいからです」や「腰のどの辺が痛みますか」「そうですね、一番痛むのは右側の下のほうです」などのようなやりとりの場合の質問も、「閉鎖型質問」の範疇です。

　さらに、「開放型質問」をするときに比べて面接が能率的であり、要する時間も短くリズミカルに進みます。患者にとっては、聞かれたことに答えるだけなので気が楽であるという面もあるでしょう。

　しかし反面、患者は自分のいいたいことがいえず欲求不満になる場合が少なくありません。「閉鎖型質問」と、それに対する答えで紡がれる物語りの主導権が医療者側にあって、患者側にはないからです。旧来の問診といわれているものは、ほとんどこの「閉鎖型質問」ばかりで満たされていたといってもいい過ぎではないでしょう。全人的医療における医療面接が目指すところとはまったくかけ離れてしまうので、注意しなければなりません。

　全人的医療において、医療面接で紡がれる物語りの作者であり主人公は、他ならぬ患者です。医療者はその物語りの編集をお手伝いするという役割

に徹して、自らの質問が適切に繰り出されているかを確認します。そして、「開放型質問」と「閉鎖型質問」とを巧みに使いこなし、患者が紡ぐ物語りの文脈が整うように努めることが、医療面接を上達させる鍵となります。

その他の質問法として下記のものがありますが、上記二つの質問法を実践している間に、自然に、あるいは必然的に使われ、または使うようになると考えてよいでしょう。したがって、医療面接の上達度に応じてその機能や特徴への理解を深め、適用方法の習熟と習慣化に努めるようにします。

3 その他の質問法

(1) 中立的質問（neutral questions）

> 「お名前を教えてください」
> 「どちらにお住まいですか」
> 「ご職業をお聞かせください」

患者の氏名、生年月日、住所、職業など、答えが一つしかないものを尋ねるときに使う質問です。患者に特別な緊張感を与える質問ではありませんが、通常、患者との関係をつくり始める面接の導入時に用いるものですから、ことば遣いはおろそかにせずに気をつけます。

(2) 重点的質問（focused questions）

> 「3週間前からということでしたが、最初に腰が痛いと感じたときの様子をもう少しお話しいただけますか」
> 「お話をまとめますと、今現在、耳鳴りがあるということ、数年前に痛めた腰の状態がよくないということ、それらのために職場での集中力がなく、いらいらされているということ、そして、ご家族にうち明けられず不安が募っているというところでしょうか。お困りのご様子ですね」
> 「ではまず、耳鳴りがするということから詳しくお話しいただけますか」

面接が進む中で、あるテーマに焦点を絞って問いかける質問です。患者が物語る内容で不明確な点があればそれを明らかにし、また面接に流れをつくっていくときにも使われる聞き方です。

患者にとっては「開放型質問」より答えが限定されますが、「閉鎖型質問」よりは自由に話すことができます。

前述の例のように、患者が現在気になっていることを話したいと考えている場合や、患者自身もどの訴えを中心にしたらよいのかわからないような場合、医療者は、それらを見極めながら方向づけをします。そして、それを継続して下記のように進めます。

対話例

鍼灸師：職場でも家庭でも気の休まらない日が続いているんですね

患者：はい、そうなんです。夜も寝付きが悪くて

鍼灸師：それもお困りですね。耳鳴りについてお聞きしてから、もう一度、気の休まらないことについてのお話に戻りましょう

(3) 選択型質問（multiple choice questions）

> 「頭を前に倒したときと後ろに倒したときとで、どちらが苦しいですか」
> 「重い痛みですか、それとも刺すような痛みですか」

上の例のように、選択肢を用意して患者に選ばせる質問です。

例えば、「開放型質問」に答えにくそうにする患者に対し、話すきっかけをつくることができます。しかし、選択肢が的外れの場合は、面接の効率を下げるだけでなく、面接者に対する信頼の低下を招くこともあるので

使用には注意が必要です。

質問法の特徴と用例をまとめて**表11**に示します。

表11 質問法のまとめ

質問	特徴	用例
開放型質問 open-ended questions	・患者が自由に話せる ・主訴がわかりやすい ・患者の満足感が得られやすい ・ほしい情報が得にくい場合がある	・どうなさいましたか ・心当たりはありませんか ・他におっしゃりたいことはありませんか
閉鎖型質問 closed questions	・患者は「はい」「いいえ」で答える ・ほしい情報を得やすい ・面接は能率的でリズミカル ・患者は自分のいいたいことがいえず欲求不満になる場合がある	・熱はありますか ・食欲はありますか ・お腹は痛くありませんか ・手が冷えることはありませんか
中立的質問 neutral questions	・面接の導入時などに使用 ・患者にストレスを与えない	・お名前をおっしゃってください ・お住まいはどちらですか
重点的質問 focused questions	・患者の話を明確化し、方向づけができる ・さまざまな観点で患者を捉えられる	・最初に胃が痛いと感じたときの様子をもう少しお話しいただけますか
選択型質問 multiple choice questions	・患者が答えやすい ・的外れな選択肢は面接の効率と信頼性を損なう	・重い痛みですか、それとも刺すような痛みですか

第 4 章の参考文献

1）古谷伸之編集．診察と手技がみえる vol.1 第 2 版．メディックメディア．2007
2）Steven A. Cohen-Cole, M.D. メディカルインタビュー．飯島克巳, 佐々木將人監訳．メディカル・サイエンス・インターナショナル．1994
3）福井次矢．メディカル・インタビューマニュアル．インターメディカ．2000

第5章

医療面接に求められる態度
―傾聴の実現のために―

傾聴とは

　医療面接を成功させる鍵は、傾聴が成功するか否かです。

　ここまで、医療面接を学習し、実践に必要な知識を学んできましたが、医療面接を成功させる鍵である傾聴を実現するために、さらに傾聴について理解を深めましょう。

　傾聴とは、話し手である患者が自由に自分を表現できるように、面接者が言語的・非言語的メッセージを送りながら、ひたすら聴くことです[1,2]*。

> *1) Iveyは、傾聴を観察可能にするために、その文化に適合した「かかわり行動（attending behavior）」を面接技法の基盤に据えています。「かかわり行動」には次の四つの項目が含まれます。
>   a. 視線を合わせること　b. 身体言語に気をくばる
>   c. 声の調子　d. 言語的追跡
> *2) Carkhuffは、援助的人間関係技法の基本として「かかわり技法」を据えています。被援助者に、自身の内面的成長に取り組ませるために、援助者は三つのかかわりを行うとしています。
>   a. 身体的なかかわり：正対、前傾姿勢、視線の交差
>   b. 観察：身なりと行動、エネルギー、感情の起伏、理解の程度
>   c. 傾聴：傾聴理由の自覚、個人的評価の留保、被援助者および事柄への焦点づけ、表現内容の想起、中心テーマの想起

ひたすら聴くとは、面接者は患者の話に共感を持って耳を傾け、そして、自分の話をよく聴いてくれているということを患者が実感できるように反応することです。患者と面接している間は、どんなに忙しい状況でもそれに集中します。他のことをしながらでは、いくら相手の話を聴いていても熱意は伝わりません。顔は向いているが心ここにあらずという状態を、患者は敏感に感じ取っているものです。

　すでに述べたように、コミュニケーションは双方向性を持ちます。つまり、面接は単なる会話術ではなく、対話であることを理解していなければできない行動です。

　傾聴を実現するためには、それに必要な態度と技法を習得し、磨き続けなければなりません。

傾聴に必要な態度

　ここで述べる態度とは、行動そのものを指すものではありません。行動の背後にあって、行動を特徴づけている心のあり方（心的な体制）のことをいいます。いい換えれば、行動への構えです[3]。

　そしてこの心的な体制は、一時的な、または場所や環境などに左右されるものではなく、常に医療者としての私たちの中に在り続けるものをいいます。

　態度は、個人的態度と職業上の態度とに分けて考えることができます。

①個人的態度

　個人的態度＊は、主として発達過程を通して個人が身につけていく態度です。例えば、口数は少ないがきっちり仕事を積み上げていく父の姿を見て、自分も見習おうとする実直な態度、あるいは周囲から甘やかされて育ってきたために形成された、依頼心の強い態度などがこれに当たります。

> ＊個人的態度を確認する手段：個人的態度を確認する手段の一つとして、エゴグラム（egograms）があります。心理テストを行うことによって、エゴグラムを客観的に描くことができます[4]。

②職業上の態度

　職業上の態度は、その職業に従事する人々に共通してみられる態度です。

　ガードマンや警察官など、人々の安全を守る職業に携わる人の慎重な態度、営業に従事している人の如才のない態度などがそれに当たります。個人的態度と職業上の態度は合致するものではありませんが、職業上の態度が個人的態度に影響を与えることもあります。

　この章で理解し、身につけていただきたいのは職業上の態度、つまり面接者としての鍼灸師の態度です。

1　身構えのない態度

　受診患者、特に、初診患者は、疾病（病苦）で精神的にも肉体的にも緊張（ときには困惑）状態にあり、さらに多くは疲労（ときには疲弊）状態にあります。

　まずは、鍼灸師が心を開き、身構えのないリラックスした態度で患者を迎え入れるようにします。

　気をつけたい身体言語としては、

　　a）腕組み…緊張・不安
　　b）足を組む…身構え
　　c）ポケットに手を入れる…身構え
　　d）上目遣い…相手（相手の話）に対する不信

　などが挙げられます（図12）。

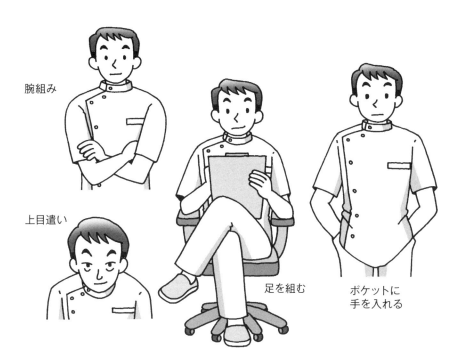

図12 気をつけたい身体言語

2 相手をありのままに受け容れる態度

　面接に臨み、鍼灸師の専門知識を患者に押し付けず、また患者に対する価値判断を入れずに、ありのままの患者を受け容れる態度です。

　専門知識は病態把握・治療のために欠かせないものですが、まずはいったん脇に置いて、患者の話を優先させます。その結果の「聴いてもらえた」という患者の満足感が、患者－鍼灸師の距離をぐっと近づけることになります。

　ときには、患者の訴えに対し「生活習慣を変えていれば、いまの病態を招かずに済んでいたはず」などと、それ以上聞かなくてもほぼ病態が判断

できる場合もあるでしょう。しかし、しばしの間、鍼灸師の持つ価値観や判断をすべて脇において、患者の話の世界に心を委ねるように心がけます。このような場面では、医療者としてのためらいを感じることがあるかもしれません。しかし、そのためらう自分を抑えたり、否定するのではなく、なぜためらうのか分析し、ためらう自分をも受け容れながら、患者の話を聴き続けるのです。

3 共感する態度

　共感（compassion）とはものに感ずる心のことです。満天に輝く星をみて「美しいなあ」と感ずる感性に支えられた心です。

　患者の存在そのものを受容すると、患者の立場に身を置き、患者が抱いている気持ちを素直に汲みとり、その感情に付き添う態度、すなわち患者に共感することができるようになり、患者の痛みや苦しみを感じることができるようになります。気持ちを汲むとは、察するということでもあります[*]。

> [*]伊東博は次のように述べています。
> 「『共感』ということは、人の話に耳を傾けるとか、人の話を聞くだとか、そういうことにとどまらず、もっと言葉を超えたところでの響きあい、人間特有の存在のしかた、まさに『気』をもって聞くような、『宇宙的な感情』を共有する、といったものがあるように想うのである」[5]

　共感と似て非なる心情として、思いやりと、思い入れがあります。思いやりは、察するほかに同情心が加わります。同情は自分を基準として相手の気持ちを判断することです。思い入れは、自分の意志を相手に投入することで、ともに共感とは違います。

　患者の話に応対しながら（言語的コミュニケーション）、患者の表情や胸の内を観察するという行為（非言語的コミュニケーション）は、共感を基礎として生まれます[6,7][*]。

> *斉藤清二は、支持と共感の違いについて次のように言及しています。
> 「支持（support）とは、苦しんでいる患者を少しでも楽な気持ちにさせてあげようとする働きかけである。（中略）支持的なコメントをすることによって、傾聴（ひたすら相手の話を聴き続ける）の態度から離れてしまうことさえある。（中略）共感（compassion, empathy）は、患者の気持ちと一体化し、患者が苦しんでいるときはともに苦しみ、患者が喜ぶときはともに喜ぶといったことが、自然に内面に生じてくることである。したがって、少なくとも一時的には、患者の気持ちを楽にさせるどころか、さらに苦しい気分に追い込むこともある。しかし、共感が存在する時、この苦しみを体験する者は孤独ではない。この時、医師－患者、私－あなたという、自他の区別は融解し、自他未分化の一体感が生じる。この一体感こそ共感の本態である。（中略）神田橋は、技法としての共感について、『共感とは自分の内側に生じてくる、《ジーンとした感じ》である。この感じが自分の中に生じてきやすいように、聴きかたを工夫することが大切である』と述べている」

4 余裕のある落ち着いた態度

性急な態度で面接に臨む患者、興奮しながら話す患者、こちらの質問に対し身構えながら否定的に答える患者など、患者は常に医療者の思うように対応するとは限りません。そのような患者の行動特性を考慮しながら、平常心で面接を続けることができるように、常日頃から落ち着いた態度を取る修練が望まれます。

5 馴れ馴れしくも、突き放してもいない態度

心理的距離が近すぎると患者に対して馴れ馴れしい態度になったり、客観視できなくなることがあります。また、患者が抱える問題に入り込みすぎると、患者の依存心を強めてしまう可能性もあります。一方、距離が遠すぎると、客観視は容易ですが、冷たい印象を与えることになります。

一般的な臨床の定石は、初診時は心理的に近づいて共感的・支持的態度で接します。継続治療になり、病態が回復期もしくは安定期に入ったら、

意識的にやや距離を保ちながら、患者の自立を援助する保護的・支援的態度で接するようにします。実際には大変難しいところですが、経験を積むことがその難しさを解決してくれます。

傾聴を実現させる技法

　前節は、鍼灸師がとるべき態度についての基礎的な知識でした。本節では、その知識を実現する技法について学びます。これらの技法を身につけ、実践に結びつけていくことは、医療面接を支える礎となります。

　そして、以下の技法は、面接の場面で互いに単独で用いるものではありません。「開放型質問」や「閉鎖型質問」とともに、組み合わせて活用することによって、患者－鍼灸師の対話と観察の過程（物語り）は、ある結論（病態把握や弁証）に到達するのです。それは、傾聴に傾聴を重ねて、はじめて導き出せる結論でもあります。

1　促し（facilitation）

　うなずき、相づち、質問などによって患者の話を促進する技法です[8]*。
　傾聴につながる技法としては最も有効な技法です。そしてまた、患者をありのままの姿で受け容れる態度を伝えるメッセージでもあります。
　「はい」「うん」「なるほど」「それで」「もう少し詳しく」などの相づちは、日常の対話でごく自然に使われている「促し」です。また、首を縦に振る、少し横に傾けるという無言の行為（うなずき）は、「そう」「どうして」など、無言の相づちになります。そして両者の組み合わせは促しの効果を増します。

促しの対話例

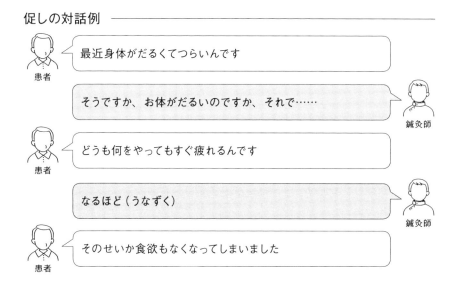

> ＊ Graubardたちは、中学生に「教師を喜ばす行動」、すなわち、質問をする、説明に対してうなずく、敬意を表すことを指導して実践させたところ、教師の行動が生徒たちにとって好ましいように変わったことを報告しています。

2 繰り返し（reflection）

　患者の話の一部、あるいは話の最後のセンテンス、もしくは全部を反復する技法です。

　単にオウム返しをするのではなく、耳から入った患者のことばを心の底で受けとめて、それを面接者自身の口から返しているというイメージを持つよう心がけます。

　患者にとっては、少なくとも繰り返された言葉については、面接者がその内容を理解してくれたという安心感を覚え、対話の場に身をおいているという実感を味わうことになります。

　患者に向ける医療者の熱意や、ありのまま受け容れる態度の実現に結び

つきます。
　表現のしかたとしては、語尾に「〜ですね」を付けるようにします。

繰り返しの対話例

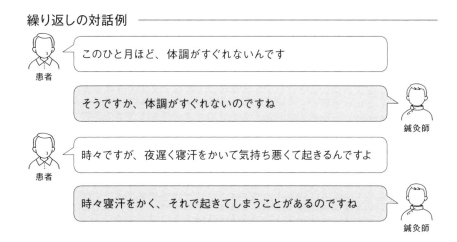

3 要約（summarization）と確認（confirmation）

　患者の話の要点を整理して、それを患者に問い返す技法です。

　話をよく聞かなければ話の要点はつかめませんし、もちろん要約はできません。要約が的確にできていることは、話をよく聞いていることの証拠であり、熱意とともに共感や受容の態度の実現に結びついていきます。繰り返しの技法に似ていますが、長い話や患者が間を置かずに話し続ける場合に、この技法は有効です。

　要約は、面接者が患者の話を編集して整理したものですから、問い返すことによって両者がともに話の内容を確認し合うという効果があります。つまり、対話の話題や内容について共通理解を得るための大切な技法です。

　ときには、面接者がまとめてくれた要約を患者が聞いて、それまで気づかなかった事柄が新たに発見されるきっかけになることすらあるのです。しかし反面、不正確な要約は「歪曲」となるので十分に注意しなくてはな

りません。

　まず、患者の話に耳を傾けながら要点を押さえ、それを手短に返すことから始めます。

要約と確認の対話例

患者

1年ほど前から喉が熱っぽかったと思います。耳鼻科を紹介されて行きました。点鼻薬をもらいましたが、それを使っていたら鼻をかむ度に血が混じるようになったので、そのうち行かなくなりました。それから痰も出始め、咳も激しくなって胸が痛むようになったんです。冬の寒い頃は呼吸が苦しく、鼻から胸の中までひりひりする痛みがあって、夜中に起き出すくらいでした。本当に辛かったのです。仕事もままならなくて、今は胸が少し苦しくて、喉が腫れているような感じがします

そうですか。今おっしゃったことをまとめさせてもらいますね。間違っている点があればおっしゃってください。○○さんの喉の痛みは1年ほど前から始まって、鼻や、咳、痰などが出るようになり、やがて呼吸が苦しくなるくらい痛みが広がっていきました。そして、今も喉の痛みは続いていて胸が少し苦しいという状態です。それでよろしいでしょうか

鍼灸師

患者
ええ、結構です

では、喉の痛みと胸の苦しさの他にも何か症状がありましたら聴かせてください

鍼灸師

患者
そうですね。1日仕事をしていると声がかすれて苦しくなります

それはお辛いでしょう。声がかすれるということについて、できたらもう少し詳しくお話し願えませんか。今こうして話していて大丈夫ですか……

鍼灸師

医療面接の初心者は、以上の「促し」「繰り返し」「要約と確認」の三つの技法を柱とし、意識してこれらの技法に習熟すれば、必ず一定の成果が得られます。

　そして以下の技法は、上記の三つの技法とは同列に扱わず、一段高いレベルの技法と考えて、医療面接の上達に応じて理解を重ね、その活用のしかたを習得するようにします。

4 解釈（interpretation）

　患者の話の中にある要点と要点との関係を、系統立てて説明する技法です。要約の技法を身につけていないと、説明にはたどり着かないので高度な技法といえます。

　実際の面接場面では、鍼灸師が持っているスキーマ（⇨ p.141 参照）による推論から、解釈が行われることになります。しかし、要約の技法と同じように、要点の押さえ方を誤ると思い込みに陥り、患者の話の文脈から遠くはずれ、まるで異なった内容の解釈になる危険性があります。例えば、患者の話の中に、他の有力な情報があっても目が向かなくなる早期閉鎖（premature closure）という現象に陥ることも少なくありません。解釈を急ぐことのないように注意します[9]。

解釈の対話例

患者：気が落ち着かなくてよく眠れません。おまけに寝付きも悪くて、半年前に係長になってからずっと続いています。やけに肩がこるし、時々胃のあたりも痛むことがあります

鍼灸師：新しい役職になじめないために、気持ちが落着かなくて眠れないし、肩がこったり、時々胃のあたりが痛むのですね

5 自信（reassurance）

患者が抱いている不安、自信の持てない感情や行動に対して、言語的・非言語的コミュニケーションを用いて支持し、勇気づけ、自信を持たせる技法です。

例示をみればわかりますが、正当化、妥当化（legitimization）とも呼ばれる技法です。

自信を持たせる対話例

患者：先生、私はもっと重い病気だとばかり思っていました。だから、さっき先生に失礼なことをいってしまったんです

鍼灸師：いえ、重い病気だと思われたら、○○さんに限らず、誰でも同じようなことをおっしゃると思いますよ。症状が長引いて辛いでしょうから。でも、いま拝見したところでは、少しずつですが快方に向かっていらっしゃる状態だと思います。気を楽になさってください

他に例句として、「大丈夫です」「心配いりません」などがあります。しかし、本当に大丈夫であり、心配はいらないと感じさせるには、ことばだけでなく非言語、例えば手慣れた動作とか堂々とした姿勢など、患者の安心につながる要素を提示する必要があります。

6 沈黙（silence）

相手のことばを黙って待つ技法です。「隠れた応答時間」ともいわれ、価値のある技法ですが、難しい技法でもあります。

患者によっては生まれつき無口な人もいますし、ことばを選んだり、よく考えてから話し出す人もいます。また質問によってはすぐに回答できな

い場合もあります。沈黙は、このような患者との対話の中でしばしば生まれます。面接者はたいていの場合、その人なりの時間感覚で「待つ」のですが、その時間が過ぎると、「答えられないのだ」「答えたくないのだ」と判断し、待ちきれなくなって次の質問や行為に移るものです。

しかし、患者が考慮中のため黙っているのか、思考が停止状態なのかを見極め、考えているようであれば、患者自身のことばが出てくるまで耳を傾ける姿勢を続けることが、余裕のある態度（間）の実現につながるのです。

沈黙を活用した対話例

患者：どうも肩がこるのを自覚するようになってから、気が立ってしまうんです。最近、妻に当たることが増えました

鍼灸師：肩こりを感じて気が立ってしまう、つまりイライラして、それでどうして、奥さんに当たってしまうんでしょう？

患者：え、えーっと……

鍼灸師：…………

患者：そういえば、とても肩がこるときには頭痛が起こるんですよ。そう！ 頭痛が起きるんです。そういうとき、妻に当たっているかもしれませんね

7 明確化（clarification）

沈黙の技法とは反対に、患者が伝えたいと考えている内容を、患者自身がうまく伝えられないときや、曖昧な表現になったときに、面接者が患者

に代わって明確なことばで表現する技法です。沈黙の技法を使ってなお患者からの反応が得られないような場合も有効です。明確化が適切ならば、相互理解と対話の促進につながります。

　解釈は、時期尚早だったり量が多すぎたりすると、患者を混乱させることにつながりますが、明確化は患者自身が伝えたいと気づいていることを指摘するので、解釈ほどの危険性はありません[10]。

　患者が伝えたいと考えている内容によって、認知レベルの明確化と感情レベルの明確化とに分けることができます。

　注意しなくてはならないのは、感情レベルの明確化です。信頼関係ができていないうちにこの技法を使うと、心の中をのぞかれたような気になり、患者が心を閉ざす可能性があります。

明確化を使った対話例

〈失敗例〉

患者：私は3カ月も微熱が続いているといっているのに、異常はないといわれるだけなんです

鍼灸師：しっかり診てほしいと考えていらっしゃるのですね（認知レベルの明確化）

患者：そうです。考えていると、もう自分がどうにかなりそうな憂鬱な気持ちになってしまうんです

鍼灸師：ご自身が神経質な性格だとお思いなのですね（感情レベルの明確化　失敗）

患者：………

〈修正例〉

患者

そうです。考えていると、もう自分がどうにかなりそうな憂鬱な気持ちになってしまうんです。

ご自身の病気が重いものではないかと、心配や辛い思いをなさっているのですね。

鍼灸師

8 直面化 (confrontation)

　患者のことば、語調、表情、動作などに一貫性が乏しい場合や、患者自身が気づいていない心の動きを発見し、それを面接者の側から明確に示す技法です。患者本人を、その矛盾や心の動きに直面させて、問題の解決に向かわせる技法です。対決とも呼ばれる技法です。

　二つ以上の欲求を同時に抱き、調和しない状態を心的葛藤 (conflict) といいます。そして、その葛藤を避けようとして、いずれかの欲求を無意識的に抑制しようとすること、すなわち防衛規制 (self defense mechanism) が働くことがあります。この防衛規制が働いた場合、抑制された欲求が語調、表情、動作に現れることがあります。直面化の技法を用いることによって、そのような心の中で起こっている葛藤や抑制を、患者本人に直面させることができます。

　しかし、用い方によっては、患者の反発を受けることにもなりかねない難しい技法の一つです。あくまでも患者の心の状態を推し量りながら、慎重に用いなければなりません。

直面化の技法を用いた対話例

鍼灸師

これまでお話を伺って、病院を替えて受診を繰り返されたけれども、痛風は一向に改善しないということですが、ご自分の検査データは知らされて、内容はご存じですか

ええ、知っています

患者

鍼灸師

服薬中ということですが、お薬はきちんと飲んでいらっしゃったのでしょうか

患者

あまり……
食事制限だとか、その他にもいろいろな制限ばかりいわれるけれど、一向に治らないので、鍼で何とかならないかなと、今度は先生に診ていただこうと思ったんですけど

鍼灸師

間違っていたら申し訳ありませんが、食事制限をさせられたり、食事の内容などの指示を受けるのがお嫌いで、病院を移られていたのではないですか

身体全体の傾聴

　傾聴は、患者のことばに対してだけ行うものではありません。患者の身体を傾聴する（body-listening）[11,12)]ということが、鍼灸医療における医療面接の特徴でもあります。

　鍼灸の臨床では患者をよく観察し、患者に触れることが多いのですから、面接にその利点を大いに活用することができます。イスの上だけでなく、面接中に患者をベッドに誘導し、具合の悪いところを具体的に説明していただくのもよいでしょう。そして、あなたが聴いたことだけではなく、見たことを患者に伝えるようにするのです。

身体を傾聴する対話例

鍼灸師: ○○さんがこれまでおっしゃったことを確認させてください。背中にどうしようもない痛みがあるのですね

患者: 背中のここに、かたまりのようなものがあって、まるで……（手が届くか届かないところに身をよじるように手を伸ばし、しかめっ面をする）

鍼灸師: 本当に痛そうですね
ここに、<u>自分ではどうしようもない、何かかたまりのようなものを感じる</u>のですね。すみません。少し触れてよろしいでしょうか（患者の背中を優しく切診する）

この場合、まず患者の手が届かないところへの気持ちがしかめっ面に表れていることを伝え返しています。すべての身体的な姿勢や動きに対して伝えるのではなく、その患者が意識している動作について取り上げることがコツです。

さらに、身体を傾聴することには、どんないい方や語調（強さ）で話されたかなども含まれます。

面接中に患者の身体全体の傾聴を意識できるなら、あなたはたいへん有能な鍼灸師になれます。

以上、本章の要点は**表12**を参照してください。

表12 傾聴に求められる態度と技法

傾聴	傾聴に必要な態度	・身構えのない態度 ・相手をありのままに受け容れる態度 ・共感する態度 ・余裕のある落ち着いた態度 ・馴れ馴れしくも、突き放してもいない態度	
	傾聴を実現させる技法	・促し	うなずき・相づちなどで、患者の話を促進する。患者をありのままの姿で受け容れる態度の表明。
		・繰り返し	患者の話の一部や最後のセンテンスを繰り返し、内容を理解していることを示し、安心感を与える。
		・要約と確認	患者の話の要点を整理して問い返し、確認する。
		・解釈	面接者が、患者の話の要点と要点との関係を系統立てて説明づける。
		・自信	患者が抱えている不安などに対し、言語的・非言語的コミュニケーションを用いて支持し、勇気づけ・自信を持たせる。
		・沈黙	患者のことばを黙って待ち、ことばが出てくるまで耳を傾ける。
		・明確化	患者がうまく伝えられない場合や、曖昧な表現の場合に、面接者が代わって明確なことばで表現する。
		・直面化	患者のことば・動作などに一貫性が乏しい場合や、患者自身が気づいていない心の動きを発見し、面接者の側から明確に示す。
	身体全体の傾聴	・患者をよく観察し、患者に触れて、患者の身体を傾聴する(body-listening)ことが、鍼灸臨床における医療面接の特徴	

第5章の参考文献

1) Allen E. Ivey. マイクロカウンセリング. 福原真知子, 椙山喜代子, 國分久子, 楡木満生訳編. 川嶋書店. 1985
2) Robert R. Carkhuff. ヘルピングの心理学. 國分康孝監修.(社）日本産業カウンセラー協会訳. 講談社現代新書. 1992
3) 諏訪茂樹. 援助者のためのコミュニケーションと人間関係. 建帛社. 1995
4) 東京大学医学部心療内科 TEG 研究会編. 新版 TEG 実施マニュアル. 金子書房. 1999
5) 伊東博. カウンセリング 第4版. 誠信書房. 1998：151
6) 土居健郎. 新訂 方法としての面接. 医学書院. 2000：23-25
7) 斉藤清二. はじめての医療面接. 医学書院. 2000：55
8) Graubard, P. S. Rosenberg, H., & Miller, M. B., Student applications of behavior modification to teachers and environments or ecological approaches to social deviancy. In R. Ulrich, T. Stacknick, & J. Mabry (Eds.), Control of human behavior, vol. 3. Glenview, Ill.：Scott, Foresman & Co, 1974.
9) 福井次矢. メディカル・インタビューマニュアル. インターメディカ. 2000：30
10) 國分康孝. カウンセリングの技法. 誠信書房. 1979：42-46
11) Eugene T. Gendlin, Ph. D. フォーカシング. 村山正治, 都留春夫, 村瀬孝雄訳. 福村出版. 1982
12) Ann Weiser Cornell. フォーカシング入門マニュアル 第3版. 村瀬孝雄監訳. 大澤美枝子訳. 金剛出版. 1996

第6章

患者の解釈モデルを聴く

解釈モデルについて考える上で、典型的な事例から入りましょう。

事例

患者は田中さん38歳。会社員。<u>全身の倦怠、顔面のほてり感、腰痛とが一緒になった症状（a）</u>が1年ほど続いているが、この2カ月ほどの間に悪化してきた。病院の内科で血液生化学的検査を受けたが、異常はなく、仕事の疲れが原因だろうといわれた。腰痛についても整形外科的な問題はないという。しかし、その後も症状は改善せず、友人に勧められて鍼灸外来を訪れた。

面接が続く。

鍼灸師：だいぶ長引いていてお辛いようですね。それで、ご自身ではこれらの原因について、何か思い当たることはございませんか

患者：そうですね……。職場でのストレスなどが重なっているんですかね……

鍼灸師：職場でのストレス、もう少し詳しくお話しいただけますか

> ええ……<u>私、4年前に今の職場に転勤になったんですが、同じ仕事をしていた同僚から嫌がらせを受けましてね。3年間我慢していたんですが、とうとう言い争いになってしまいました。上司にも相談したんですけど……まあ、仕事上の責任も増えていたし、辛抱しました。……でも寝つきが悪くなって、身体の調子もおかしくなってきましたし、半年前から、腰の痛みも出てきました。以前、腰痛と思っていたら腎盂炎にまでなっていた親戚がいたので、自分も隠れた病気を持っているのではないかと不安になっています。でも検査が異常ないのに会社は休めませんから……</u>(b) 患者

 鍼灸師
> なるほど、不安になられて。……このことは奥様に話されましたか

> ……妻には話していません。中1になった娘がこの頃学校に行きたくないといい出して……。妻はそれにかかりっきりなものですから……ここで落ち着こうとマンションも買ったんですけどねえ……(c) 患者

　田中さんは、この面接が行われるまで<u>医療者の前で仕事のことや家庭のことを話しても、症状とは関係ないといわれるに違いないと考えていた</u>(d)。

1　解釈モデルとは

　患者の解釈モデル（explanatory model）とは、患者が自分の病気について、自分の見かたで推測し、自分のことばで表現し、自分の価値観で意味づけたひとかたまりの考え方のことです[1-3]。もう少し具体的にいうと、患者からみた病気の原因、発病のしかた、病状、期待される経過、自分が望む治療法などをまとめたものです。

　事例では、<u>下線部（a）</u>が、医療者が田中さんから得た身体の症状です。しかし、病院の検査では異常値は認められず、疾患名を与えられなかった

(ラベリングできなかった)ため、「仕事の疲れ」の結果ということになりました。

しかし、よく話を聞いていくと、田中さんには自分自身が考える病気の原因、つまり解釈モデルがあったのです。

症状が長期化している。また、改善の兆しが見られない。このような状況から、鍼灸師は「開放型質問」を用いて、田中さんが自分の身体の不調をどのように捉えているのかを明らかにしようとしています。さらに、家庭内で田中さんの支援者(ここでいう支援者とは、精神的な支えをいう)がいるかどうかを確かめています。その結果、下線部(b)、(c)という解釈モデルが導き出されました。

田中さんは職場のストレスと家庭内のさまざまな問題を抱えていました。さらに、親戚の方の病気と自分の症状を結びつけて心配しています。誰にもいえない不安が慢性的に田中さんを包んでいました。慢性的な不安は胃痛や腰痛、身体のだるさを引き起こすことがあります[4]。田中さんの病苦は、解釈モデルと不安が混じり合ったものだったのです。

しかし、患者の解釈モデルが常に明らかになるとは限りません。下線部(d)のように、患者が自分の解釈モデルを自由に語るには、医療面接での患者−医療者間の信頼関係が重要になります。

医療面接は、患者の解釈モデルを引き出しながら、鍼灸師の解釈モデルとすり合わせつつ、患者の病苦と疾病に関する物語りを紡ぎ上げていく織物のようなものといえましょう[5]*。

> *5) Trisha Greenhalgh と Brian Hurwits は次のように述べています。
> 「病いの物語り(ナラティブ)の文脈を理解することは、患者が抱える問題に全人的にアプローチするための枠組みを提供する」
> また、Anna Donald は次のように述べています。
> 「人間は『社会的に構成された物語り(ナラティブ)』の中に住み、それを体現することによって生きているのであり、その物語り(ナラティブ)から抜け出すことはできない」

2 解釈モデルの背景

　解釈モデルを提唱したのは、アメリカの精神科医であり、医療人類学者である Arthur Kleinman です。Kleinman は、医療と文化との関わりについて、台湾でのフィールドワークで収集した中国文化における病気とヘルスケア、ならびにアメリカにおける資料を基に、生物医学モデル（biomedical model）という枠組みでは説明できない、ある国の医療や疾病の実情を説明するために、さまざまな社会・文化がつくり上げた枠組み、つまり民族医学モデルを体系化しようとしました。

　そこで見出されたのが、心身不調のエピソードに関する解釈モデルです。治療前の病者側の解釈モデルと、医療者側（中国医、西洋医、シャーマン）の解釈モデルとの間の不一致が、両者のコミュニケーションの後でどのように変化したかを調べました。これによって、解釈モデルの不一致が治療効果に及ぼす影響（治療に対する病者のアドヒアランス、満足感、その後の受療行為、臨床的処置をめぐる問題の受容など）を明らかにしていったのです[6]。

3 Kleinman の病苦・疾病観

　Kleinman によれば、解釈モデルとは、「臨床過程に関わる人すべてがそれぞれに抱いている病気エピソードとその治療についての考え」です。いい換えると、解釈モデルは患者だけでなく、患者の家族も、医療者もそれぞれがつくるものであるということです。

　そしてそれらの解釈モデルの交流が、医療の中心になるというのです。

　さらに、ここは大切な点ですが、彼は病気を病苦（illness）と疾病（disease）とに分けて考える二分法を説いています。

　疾病とは、人間の生物学的な面と精神的な面の両方、あるいは一方に異常が生じた状態を指しています。それに対し病苦とは、患者が自分の疾病を、心理的に、社会的にどのように納得がいくように体験し、意味を与え

るか（意味づけ）ということを指しています。病苦は、疾病という刺激に対して起こる、心理的な、社会的な、また文化的な適応反応であると述べています。

4 病苦と疾病とによる二分法の利点

　病気を病苦と疾病とに区別する利点は、疾病にはしばしば心理的、社会的、文化的な反応、すなわち「病苦」を伴っているという事実を強調していることにあります。病苦は、人が疾病をどのように受けとめ、どのように表現し、どのように扱っていくかという一連の過程です。この過程を通して、人は疾病を自分にも周囲にも納得のいく形につくり上げていくと考えることができます。

　鍼灸医療の対象となる慢性疾患は、病苦と疾病を区別するのは困難な場合があります。すなわち、疾病は快方に向かっていても病苦が残っている場合もあるし、病苦が原因で疾病が再発する場合もあります。Kleinmanは病気が悪化するにせよ快方に向かうにせよ、病苦と疾病が互いに連動して変化していくと述べています。

　患者の病気に耳を傾けるとき、「病苦を知る」ということが疾病の治療にいかに影響を及ぼすかが理解できます。

5 なぜ解釈モデルなのか

　その病苦が描かれているのが解釈モデルなのです。

　患者の解釈モデルは、患者自身の病気に対する診断や治療に関する考え方を医療者に教えてくれます。しかしときには、あまりにも現実味に欠ける解釈モデルをみつける場合もあります。そのときは、それを修正していく働きかけが必要になります。

　患者自身にとって解釈モデルを語ることは、自分の病苦をことばという形あるものに置き換えることです。医療者との対話によって、頭の中にあ

るもやもや、心の中にあるもやもやしたものが整理されていくことと、自分にも見えていなかった自分の病気に対する考え方とを発見していく効果があるのです。

さて、Kleinman は、解釈モデルには主に以下の内容が含まれるとしています。

①病気の原因は何か
②症状のはじまりとその様子はどのようなものであったか
③その病気によってどのような生理学的現象の変化が起こったのか
④病気の経過はどうであるか
⑤どのように治療したらよいか

患者はこれらすべてについて、いつも明確に整理して話を始めるとは限りません。また、患者の多くは、医療者に対して自分の解釈モデルを進んで説明しようとはしません。事例の下線部(d)のように、専門的知識のない者が妙な発言をして笑われたり、叱られたりするのではないかと考えてしまうからです。しかし、臨床の主人公は患者自身です。「笑われる」「叱られる」と思って話さないでいることに、診療を進める上での鍵が潜んでいる場合が多いのです。

ところで、面接を進めていくにつれて、医療者にも患者の疾病に対する解釈モデルができてきます。つまり、医療者には、どのように患者の疾病を理解し、治療したらよいかの見当がある程度ついてきます。ここで注意したいのは、患者の解釈モデルを明らかにしないうちに医療者の解釈モデルだけで治療を進めてしまわないことです。治療効果に影響するばかりでなく、コミュニケーションが崩れてしまうことにもなりかねません。

そこで、患者の解釈モデルを明らかにしながら、医療者は自分の解釈モデルとの相違を見極めて、患者の解釈モデルとすり合わせをしていくよう

に努めるのです。つまり、両者の解釈モデルを、どんどん接近させていく方向に向けていく、その一連の過程が医療面接における患者とのコミュニケーションなのです。両者が互いの解釈モデルを気兼ねなく話せるようになったときこそ、両者の間に信頼関係が生まれるのです。

6 解釈モデルを捉える

解釈モデルに焦点を当てた場合、患者には四つのタイプがあるといわれています。

①解釈モデルのある人
②自分だけでは解釈モデルをつくれない人
③解釈モデルを持っているが、なかなかいい出せない人
④非現実的な解釈モデルを持っている人

④の人はそのモデルを変えるのは容易なことではありません。次章で述べる人の認知に関係します。このような患者は、医療者が一度しっかり受けとめて、それからじっくりと対応していく必要があります。

③の人には、自由に答えられる質問など、医療面接の各技法をふんだんに使って解釈モデルを導くようにします。

しかし、なかなか患者からの応答が得られにくい②の人には、次に示す質問が有効とされています。a）からh）までの全問に対し、あなた自身が答えてもよし、あるいは、実在の患者を想定して、その患者の答えをつくってみてもよいでしょう。いずれにしても、その答えを一括してまとめたものが、あなたの、あるいは想定した患者の、病気に対する解釈モデルということになります[6]。

a) あなたが抱えている病気を自分では何と呼びますか。何か決まった呼び方はありますか。
b) 病気の原因は何だと思いますか。
c) なぜ、そのときに病気が始まったのだと思いますか。
d) 病気になって、何か変わったことはありますか。それはどんな風にですか。
e) 病気はどのくらい重いですか。すぐにも治りそうですか。それとも長引きそうですか。
f) 病気のことで一番気がかりなのはどんなことですか。
g) 病気になって困っているのはどんなことですか。
h) どんな治療を受けたらよいと思いますか。その治療でどんな結果になるのを望んでいますか。

第6章の参考文献

1) Kleinman, A M, Eisenberg L, Good, B. Culture, illness and care. Ann Int Med 1978；88：251-8
2) 飯島克巳編 . 患者対応学 . 永井書店 . 1998
3) 飯島克巳 . 外来でのコミュニケーション技法 . 日本医事新報社 . 1995
4) 村林信行監修 . 聖路加国際病院健康講座　働く人の心療内科 . 双葉社 . 2001
5) Trisha Greenhalgh, Brian Hurwitz（編）. ナラティブ・ベイスト・メディスン　臨床における物語りと対話 . 斉藤清二 , 山本和利 , 岸本寛史監訳 . 金剛出版 . 2001
6) Arthur Kleinman. 臨床人類学 . 大橋英寿 , 遠山宜哉 , 作道信介 , 川村邦光共訳 . 弘文堂 . 1992

第7章

解釈モデルを支える認知機能

1 解釈モデルは変容する

　解釈モデルは移り変わる（変容）のが特徴であると考えられています。ですから、医療面接は1回限りで終わるものではなく、継続して互いの解釈モデルの移り変わる過程（変容過程）を追う必要があります。

　患者の解釈モデルには、筋が通らないように見えたり、不明瞭な内容の場合もあります。また、患者は自分の病気に対応しようとして、その人独自の見方と、健康に関する大衆文化的な情報（健康に関する雑誌や記事など）から入手した見方を結びつけることもあります。また、新たに別の病苦が加わるかもしれません。ですから、治療継続中にも解釈モデルの変容は起こり得るのです。

　そして、患者に対する医療者の解釈モデルも、面接の当初は医学の理論（鍼灸師であれば鍼灸理論）に即してつくられがちですが、面接が繰り返されるにつれて、臨床経験で蓄えられた記憶を呼び起こしながら「これも聞いておいたほうがよいかな」など、患者に近づいていく方向性を持って対話や観察をするようになるので、より臨床的に精度の高まったモデルに変わっていきます。

　このように、患者あるいは医療者のつくり上げる解釈モデルは、ものごとの捉え方や記憶のしかたなど、人間の知的な働きに関係するといえそうです。

Kleinman は解釈モデルを「推論を一定の方向に導く認知システムに基礎を置いたもの」と述べています。つまり、人には認知システムがあり、ある病気を理解しようとする際、そのシステムに合わせて推論が行われます。そして、その結果が解釈モデルだというのです。

では、私たちにどのような認知システムがあり、どのようにして病気を理解するための推論がなされ、解釈モデルがつくり出されるというのでしょうか。

その一端を探ってみましょう。

2 目から得た情報と知識を使った推論

人が見たり聞いたり（知覚）、憶えたり（記憶）、考えたり（思考）、判断や問題解決を行ったりする知的な働きを、まとめて認知*機能と呼びます[1,2]。

> *認知：人間が自分を含めた世界について知る過程。知覚だけでなく、記憶・注意・思考・言語・感情・意志・判断・推理・問題解決なども含めた広い過程を意味します[3]。

はじめに、「見る」ということに着目します。

私たちは、人の表情を見て「笑っている顔」あるいは「悲しそうな顔」などと判断したり、漢字の「鍼」を見て「これは、ハリという字」と識別しています。

それは、私たちが過去に「笑っている顔」や「悲しみにくれている顔」を記憶し、また「ハリ」という音を「鍼」という文字に結びつけて記憶しているからです。仮に、「鍼」の下半分が消えていたり、かすれていても、知っていれば「鍼という文字である」と判別できるでしょう。

このように、ある対象に接すると、私たちは、それと似ている内容の記憶に照らし合わせて分類し、すでに知っている分類の枠にはめ込みます。

これを、パターン認識（pattern recognition）と呼びます[4]。鍼灸師が四診のうちの望診で、非言語的な情報をわずかな時間のうちに読み取り、患者の「気」の消長をうかがうのも、高度に洗練され、研ぎ澄まされたこのパターン認識の働きと考えられます。

パターン認識は、感覚から得た情報と知識とを使って行われますが、その際、二通りの情報処理のしかたがあります。データ推進型処理（ボトムアップ処理）と、概念推進型処理（トップダウン処理）です[5]。ことに概念推進型処理は、前後の文脈を活用するときに用いられます。そして、二つの処理方法を組み合わせながら私たちはものを見て、その意味を推論しているのです。

例1　データ推進型処理

- 目尻を下げている
- 口角が上がっている
⇒ 笑っている顔だ

王
- 横に平行な線が3本
- 真中を貫くが上下に飛び出さない
- 縦線が1本
⇒ 王様のオウである

例2　概念推進型処理

- 平静を装っているように見えるが、さっきから何も話さないでいる
⇒ 怒っている顔だ

「王 様」→ この形と後ろに続く文字から、おそらく「オウ」であろう

3 耳から得た情報の理解と推論

情報は、耳からも得られます。その際、私たちは目から得た情報と同じようにデータ推進型処理と概念推進型処理を組み合わせながら柔軟に推論を行っています[6]*。

> *Normanは、人の話の聞き取りや文章の読み取りにおける情報処理の過程は、データ推進型処理（ボトムアップ処理）と概念推進型処理（トップダウン処理）の相互作用によると位置づけています。

例3　データ推進型処理（ボトムアップ処理）

患者：月に2回ぐらいなんですが、頭の右側が突然痛み出すんです。目がチカチカして吐き気もひどいですし、痛みは3時間ほど続くんです

鍼灸師：それはお辛いでしょうね
（今の話からすると、典型的片頭痛かな！　もう少し詳しく聴こう）

例4　概念推進型処理（トップダウン処理）

施術室の電話が鳴る。膝の治療に来ている高齢の患者から。

患者：せんせぇ。○○ですぅ。なんか……膝がが…が…して……上手く立てなくなっ……てぇ

鍼灸師：（……のところは聞き取れない。ことばがもつれているぞ。もしや！）
○○さん。膝ががくがくしているんですか。あのですね。ご家族の方と一緒に、すぐ○○病院に行ってみてくださいませんか。ちょっと言葉がもつれているのも心配ですから。すぐに行ったほうがいいですよ

特に例2、例4の場合は、明確なことば（あるいはデータ）がなくても、内容、場所、話し方などから答えを推論している様子がうかがえます。また、文章を読むときにもいえますが、私たちは対話をしているときに、たとえ相手の話すことばや内容のある部分が自分にとって初めてのものだとしても、そのまま聞き通すことができます。それは私たちの脳の中で、そのことばや話の内容に対応するための知識を呼び起こす働きがあるためであろうといわれています。その、呼び起こされる既存の知識体系を、スキーマ（schema）＊と呼ぶことがあります。

> ＊スキーマ（schema）：過去の経験や外部の環境についての構造化された知識のかたまり。記憶に蓄えられた情報の束ともいう。いい換えると、外界を認知するための枠組みのことで、心の深層にある信念や態度といったものをも指している。通常私たちはスキーマを通して物事を認識しているといわれる[7-9]＊。
> ＊9) RumelhartとOrtonyは、スキーマの共通特性を挙げています。
> ①変数を持つ　②埋め込み構造を持つ　③あらゆる抽象度を持つ
> ④定義ではなく知識を表現する

4 物語りの記憶と変容

もともとスキーマという概念は、「記銘された物語りの再生内容が変容するのはなぜか」、つまり、なぜ頭の中に入った物語りが再び取り出されるときに内容が変わるのかという人間の記憶についての実験で、その変容を説明するために生まれた概念です。

例えば、ある文章を次々と隣の人に伝えていき、最後の人の発表した文章が最初の人が伝えた文章とどれだけ合っているかを競う伝言ゲームは、まさに物語りの記憶には変容が伴うことを利用したものといえましょう。

実験からは、変容の特徴として以下の6点が見出されました[1]。

①省略：細部や馴染みの薄い部分は省略される。
②合理化：物語りの中に矛盾が生じると、別の情報を加えて合理的に説明しようとする。

③強調：物語りのある部分が強調されて、全体の中心的な位置を占めるようになる。
④細部の変化：馴染みの薄い名前やことばは、馴染みのあるものに変えられる。
⑤順序の入れ替え：物語りの出来事の順序が入れ替わる。
⑥被験者の態度：物語りに対する態度や感情が再生に影響する。

私たちは、対話によって得られた新しい物語り（情報）をコンピュータのハードディスクに入力するように丸ごと記憶しておくことはできません。そんなことをしたら、すぐに脳の容量が一杯になって溢れてしまいます。では、どうしているのか。それはスキーマという枠組みを使って概念推進型処理による推論を行い、自分に理解しやすいような形に変えて脳の中にしまっているというのです（記銘）。ですから、脳の中には「自分に理解しやすいような形（表象：representation と呼ばれる）」で蓄えられていると考えます（保持）。そして、思い出すとき（想起または再生）には、物語りを再構成するために再びスキーマの力を借りて、記憶に残ったものをつなぎ合わせていくのです。その再構成された物語りに、上記の特徴が見出されるというのでしょう。

＊**記憶とスキーマの関係**：記憶は必ずスキーマに基づいて処理されるとは限りません。例えば、優秀な鍼灸師の精緻な治療によって患者が持っていた「鍼は痛い」というスキーマが崩されることがあります。それとは全く反対に、それまで抱いていた信頼に関連したスキーマが、鍼灸師のふとした不用意な一言で、すっかり失われてしまうということもあります。

　記憶とスキーマについては、次のようにまとめられています[10]。
①スキーマは、記憶する過程に深く関わっている。
②スキーマは元の情報の枝葉を落として中心の意味を記憶しやすいように働く。
③スキーマは不明瞭な情報の解釈に役立つ。
④スキーマは元の情報にないものを推論して再生するときに役立つことがある。
⑤スキーマは、新しい大きな出来事によって変わることがある。

5　解釈モデルとスキーマ

　それでは、スキーマという概念を用いて、もう一度解釈モデルをみることにします。

　患者は自分の病気を理解し納得するために、また周囲に説明できるようにするために、解釈モデルをつくるのです。その際、患者は自分の持っている病気スキーマを呼び起こし、原因や経過、予後などについて、データ推進型処理と概念推進型処理を組み合わせて推論します。そして、少しずつその病気についての解釈モデルを組み立てていきます。スキーマは、過去の経験や外部の環境によって形づくられた認知的な枠組みですから、病気というエピソードを物語る解釈モデルには、個人差が生じるものといえます。すなわち、病気体験が多い人ほど、自分が持っているさまざまな病気スキーマが関連し合って、複雑な解釈モデルを構成することになるでしょう。

　一方、医療者は、面接の始めには患者の病気に対する解釈モデルを持っていません。ですから、面接では患者の話に耳を傾け、患者を主人公とした物語りを一緒につくっていこうという態度で接します。その流れの中で、医療者は患者の物語りの中心である解釈モデルを明らかにしていくとともに、適切なスキーマを呼び出します。そして、患者の病気の原因や経過、予後などについて患者と同じように推論し、医療者としての解釈モデルを組み立てていくと考えられます。

6　解釈モデルの再構成

　前述のとおり、医療面接では患者の解釈モデルと医療者の解釈モデルを交流させ、すり合わせていくことになります。面接におけるコミュニケーションは、患者の物語りを紡いでいく行為ですから、すり合わせるということは、面接が継続していくうちに、お互いの解釈モデルの内容を変容させていくという見方ができます。

ときには医療者が、患者の解釈モデルに働きかけもしますが、その働きかけはもっともよい治療効果に結びつくように、その内容を患者の納得いく形につくり変えるのをお手伝いするときに行われます。その過程でお互いの解釈モデルは再構成されていくといえます（図13）。

　ですから、医療者が呼び出したスキーマが患者のスキーマに似ていて、そのうえ適切なものであればあるほど、コミュニケーションはスムーズに進むといえます。反対に適切なスキーマがうまく呼び出せないと、患者の話を正確に捉えられないということになります。そして、対話の文脈がかみ合わないためコミュニケーションは不調に終わります。その結果は、病態把握が不確実になるばかりでなく、治療にも誤りが生ずるようになるでしょう。

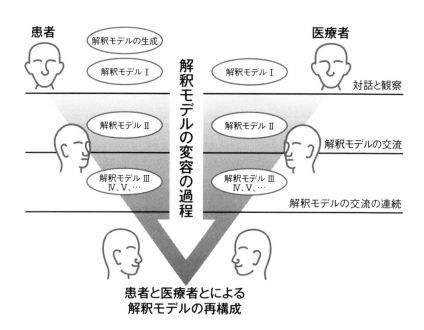

図13　解釈モデルの再構成の過程

適切なスキーマが呼び出せない場合に、医療者はより一般的な手立て、例えば過去に経験した症例を思い出して類推する、あるいはいくつかの問題に分けてみるなどの対応を図ることになります。

7　スキーマを増やして磨く

　患者の物語りを傾聴し、患者の持つ解釈モデルを明らかにしていくことができたら、医療者の次の仕事は、どのように患者の抱えている問題を解決するかというスキーマを使った高次な作業に移ります。

　その作業の目的は、面接と治療とによって、患者が持っているスキーマによい影響を与え、よりよく変容させることです。

　認知療法をリードする Beck や Ellis は、人の認知の歪みを変容させることを重視した理論を立て、抑うつの治療へと役立てています[11-15]。

　鍼灸医療における医療面接は、患者の持つ解釈モデルを解きほぐし、「鍼灸医療スキーマ」によって再構成することであるといえそうです。

　そのためには、数多くの臨床に応用できるスキーマをつくることです。スキーマは、固定したものではなく成長するものです。新たな情報を加えていく（付加）ことで膨らみます。既存のスキーマを調整して、より適切に目の前の問題に対応することも可能です。また既存のスキーマの構造を修正し再構築することで、新しいスキーマをつくることもできます。

　医療者が、臨床のみならず実生活の中で経験を重ねることによって、関連するスキーマが統合され、より大きな、そして精密なスキーマが形づくられていくと考えられます。

第7章の参考文献

1) 高野陽太郎編. 認知心理学2 記憶. 東京大学出版会. 1995
2) 海保博之, 田辺文也. ヒューマン・エラー. 新曜社. 1996
3) 氏原寛ほか共編. 心理臨床大事典. 培風館. 1992
4) 八木昭宏. 現代心理学シリーズ6 知覚と認知. 培風館. 1997
5) 市川伸一. 考えることの科学. 中央公論社. 1997
6) Norman, D. A. & Lindsay, P. H. Human Information Processing, New York: 278 Academic Press, 1977.
7) Bartlett, F. C. Remembering: A study in experimental and social psychology, Cambridge, England: Cambridge University Press, 1932.
8) Rumelhart, D. E. Notes on a schema for stories. In D. G. Bobrow & A. Collins (Eds.), Representation and understanding: Studies in cognitive science, New York: Academic Press, 1975.211-236
9) Rumelhart, D. E. & Ortony, A. The representation of knowledge in memory. In R. C. Anderson, R. J. Spiro & W. E. Montague (Eds.), Schooling and the acquisition of knowledge, Lawrence Erlbaum Associates, 1977.
10) 岡林春雄. 認知心理学入門. 金子書房. 1995
11) Beck, A. T. Depression: Clinical, Experimental and Theoretical Aspects, New York: Hoeber, 1967.
12) Beck, A. T. Cognitive Therapy and the Emotional Disorders, New York: International Universities Press, 1976.
13) DeRubeis, R. J. and Beck, A. T. Cognitive therapy, in K. S. Dobson (ed.) Handbook of Cognitive - Behavioral Therapies, New York: Guilford Press, 1988.
14) Ellis, A. Reason and Emotion in Psychotherapy, New York: Lyle Stuart, 1962.
15) Ellis, A. The Essence of Rational Psychotherapy: A Comprehensive Approach to Treatment, New York: Institute of Rational Living, 1970.

第8章

患者への説明と教育

鍼灸臨床における説明と教育の意義

　患者への説明と教育とは、鍼灸師が患者の健康維持、向上という最終目的のために、病気や治療に関する情報を患者に伝え、それをもとに患者の健康に対する意識、意欲を高めるよう働きかける行為です。そして患者と鍼灸師とは対等であるという立場で互いに協力し、協同で取り組んでゆくものです。

　協同で取り組むことによって、患者は安心して治療を受ける準備が整い、治療効果を高めることにつながります。また、多くの場合、説明と教育が治療行為にもなるので、臨床では重要な意義を持っています。

　前述したように、鍼灸の臨床では、鍼灸師は患者と共有する時間が長く、信頼関係を築きやすいため、説明と教育を円滑に行うことができるのです。

1　説明とは

　説明とは、病気や治療に関する知識や技術についての情報を伝達することです。この情報伝達により、患者の理解、納得、同意、承諾、協力、不安の軽減、教育等々の働きかけができ、信頼関係の構築に結びつきます。

　臨床ではまた、患者の疑問や不安、ときには不信が生じることがありま

す。これらは説明によって取り除いていかなければなりませんが、そのためには患者と鍼灸師は信頼関係にあることが絶対条件であり、その基礎は「互いに対等」であるということがいえます。それによってはじめて疑問や不安、不信が取り除かれるのです。不幸にして問題が発生した場合には、説明の方法や説明の内容、説明時間などを十分考慮し、信頼関係の構築または回復を第一として解決に当たっていかなければなりません。

このように、説明するという行為には常にフィードバックがかかり、説明のあとに続く教育を患者が受け容れやすくする働きがあります（図14）。

説明が行われる臨床の場面を列挙してみます。

- 医療面接の導入時の説明－医療面接の目的や対話の進め方など
- 診察の導入時の説明－切診や望診について
- 診察とその結果の説明
- 病証の説明
- 治療計画・方法の説明
- 鍼灸への不安に対する説明
- 予想される危険性の説明
  （瞑眩、はり・きゅうあたり、内出血等）
- 鍼灸の適応限界の説明
- 初診患者に対する説明
- インフォームド・コンセント
- 予後の説明
- 日常生活における症状や徴候の重要性についての説明[1]
- 治療計画を守ることの重要性の説明
- 予診票、案内板、パンフレットの設置による説明[2]

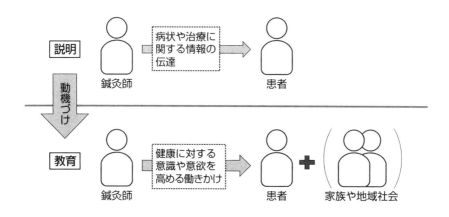

図14 説明と教育

2 教育とは

　教育とは、患者の健康維持・向上を目的として、患者が持っている健康に対する意識や意欲を伸ばすように働きかけることです。

　鍼灸臨床においては、患者が鍼灸医学的な対策を理解し、納得することによって患者の心理的・行動的変容を促し、自己健康管理（自分でできる治療や予防対策を含む）ができるように働きかけることです[1]。

　教育は、説明によって動機づけられ、患者と鍼灸師とが双方向性の信頼関係を築くことにより実現できるものであることはいうまでもありません。

　また、患者の心理的・行動的変容を促すためには、患者周囲の協力が必要な場合があります。この場合の教育は、患者の家族、広くは地域社会にまで及ぶことになるので、鍼灸師にはそれだけの知識・技能が要求されます。

　教育の対象となる臨床上のアイテムを次に列挙してみます。

> - 鍼灸医学とは
> - 鍼灸医学の治効のメカニズム
> - 気づき（日常生活における症状や徴候の重要性についての教育）[1]
> - 日常生活における注意事項（患者のQOLを考えた上で食事、運動、趣味、嗜好品〔喫煙、飲酒〕等のアドバイス）
> - 治療への動機づけ
> - 再教育（患者の間違った知識・認識の修正－解釈モデルの再構成）

説明と教育の実践

　説明と教育を実践するに当たり留意するいくつかの事項を挙げ、問題点とその背景、解決方法ならびに問題がはらむリスクやメリットについて、それぞれの要点を箇条書きにして説明します。

1 説明の実践
(1) 医療面接について

問題点	・患者の了解を得ずに患者の個人的情報を聴取する 　⇒　セクシュアルハラスメント、不信、不安（守秘義務違反）
背景	・鍼灸の臨床では面接時間が比較的長い ・鍼灸師の自分の行為に対する認識不足
解決方法	・インフォームド・コンセントを確実に行う 　「鍼灸医学では全身状態を把握するため多くのことをお聞きします。あなたの症状と関係のなさそうなこともお聞きするかもしれません」 ・プライバシー保護を約束する 　「ここでお聞きする内容はいっさい外部には出ません」

(2) 切診・望診（脈診・腹診・舌診……）について

問題点	・患者の了解を得ず身体に触れたり、観察してしまう 　⇒　セクシュアルハラスメント、不安、不信
背景	・鍼灸師の自分の行為に対する認識不足 ・東洋医学の四診が一般に浸透していない ・鍼灸医学は診察と並行して治療を行う
解決方法	・インフォームド・コンセントを確実に行う 　「鍼灸医学では全身状態を把握するため、一見関係のなさそうな部位に触れたり、観察するかもしれません」

(3) 治療（刺激）について

問題点	・症状が出ている局所への刺激が少ないことによる患者の不満 　⇒　信頼や満足、アドヒアランス（治療に対し積極的に参加する姿勢）の低下
背景	・患者は症状が出ている部位に何らかの治療をしてほしいと望んでいる
解決方法	・鍼灸医学的治療方法のインフォームド・コンセントを事前に行う 　「必ずしも症状の出ているところに原因があるわけではなく、他の部位の刺激で治療を行うことがあります」 ・患者が満足するよう症状の出ているところへの刺激も考える

(4) 予想される危険性の説明（瞑眩、はり・きゅうあたり、内出血等）

問題点	・鍼灸の危険性などのインフォームド・コンセントをせずに治療を行う 　⇒　不安、不信、医療過誤
背景	・鍼灸医学は効果が弱いという患者の先入観 ・鍼灸師の自分の行為に対する認識不足
解決方法	・患者の感受性には個人差があり、刺激量の問題を含み予想される反応に関するインフォームド・コンセントを事前に行う 　「はり・きゅう刺激に不慣れな人は気分が悪くなるかもしれませんが、もし何かあればすぐにおっしゃってください」 ・患者が幼児、未成年等の場合は保護者・家族への説明を含む

(5) 鍼灸の適応限界の説明

問題点	・鍼灸医学は万能であるという鍼灸師あるいは患者の思い込み ・西洋医学で治らない病は、すべて鍼灸医学で何とかなるという鍼灸師あるいは患者の思い込み 　⇒　不信、医療過誤
背景	・東洋医学の神秘性 ・患者のワラをもつかむ思い ・鍼灸師の自分の行為に対する認識不足
解決方法	・鍼灸の適応範囲について事前にインフォームド・コンセントを行う（ただし鎮痛効果は大いに可能性あり） ・真実を話す 　「鍼灸では変形や感染症には効果が期待できません……」

2 教育の実践

(1) 鍼灸医学とは(特に初診時)

問題点	・患者が西洋医学と比べて、あまりの違いに戸惑う
背景	・患者の鍼灸医学に対する知識が少ない 　⇒　半信半疑
解決方法	・明快に説明する ・患者に合うように説明する ・患者の理解度に合わせて説明へのフィードバックが必要 ・簡単で理解しやすい教材や教育方法を工夫する

(2) 気づき(自分の状態、体調の変化に気づかせる)

問題点	・患者が自分の変化に気づいたときにはひどい状態になっている
背景	・患者は自分の健康に対して無頓着、無関心でいることが多い
解決方法	・患者の状態や体調の変化を聞くことで、日常生活における症状や徴候の重要性を教育する[1] 　⇒　患者の自己管理の実現 　⇒　医原病に注意(患者の調子を聞きすぎて病気をつくってしまう)

(3) 治療への動機づけ－治療直後の教育（定期の受診）

問題点	・患者の通院が続かない、指導を守らない 　⇒　アドヒアランスの低下、病気の増悪
背景	・患者への動機づけが失敗
解決方法	・患者の動機を強化する ・簡単で、理解しやすい教材や教育方法を工夫する ・明快かつ詳細に説明する ・患者に合うように教育方法を調整する ・Eメール、電話の利用（⇒患者の変化を確認する）

(4) 日常生活における注意事項

問題点	・日常生活における注意事項を守らない 　⇒アドヒアランスの低下、病気の増悪
背景	・患者への動機づけが失敗
解決方法	・患者の動機を強化する ・患者・家族に対し患者のQOLを考えた上での食事、動作、趣味、嗜好品〔喫煙、飲酒〕等のアドバイス ・患者が従えるような単純な提案をする（特に最初の指示） ・患者に合うように教育方法を調整する ・患者が指導されたことを思い出せるような工夫をする ・患者が成功を認め喜べるように援助する ・患者が長期継続できるように工夫する ・患者に指導を繰り返して行う ・患者に押しつけない ・Eメール、電話の利用（⇒患者の変化を確認する）

(5) 再教育

問題点	・久しぶりに来院した患者 ・患者の間違った知識 　⇒　アドヒアランスの低下、病気の増悪
背景	・患者の動機が弱い
解決方法	・明快かつ詳細に説明する ・患者に合うように教育方法を調整する ・患者に指導を繰り返し行う ・患者が長期継続できるように工夫する ・患者に押しつけない ・患者の理解度による説明へのフィードバック ・患者が従えるような単純な提案をする（特に最初の指示） ・患者が成功を認め喜べるように援助する

実施上の留意点

　説明や教育による患者のアドヒアランスでは、鍼灸師の能力、実施方法や時間もさることながら、患者の性、年齢、教育レベル、理解度、コミュニケーション能力、認知機能、自主性なども重要な要素です[3,4]。これらの要素を踏まえ、実施上の留意点を述べます。

1 説明

①ことばについて（⇨ p.94参照）
・専門用語を使わず、わかりやすいことばを使います。
・明快なことば遣いをします。（曖昧⇒誤解されやすい）

②**時間について**
- 状況に応じ、適切な説明時間を常に意識します。

③**内容について**
- 説明過多により患者・家族の不安が増大することに注意します[5]。
- 何気ないことばでも、患者にとって立ち直ることのできない心の傷を負わせてしまうことがあります[6]。
- 患者へのインフォームド・コンセント過多により不安が増大することがあります[4]。
（「情報負荷」「混乱」「不快」を与えます⇒状況をよくみます）
- 真実を話します。（疑心暗鬼や不安の解消⇒真実を話す状況にある）かどうかを十分考えます。
- 患者の疑問点や心配事について素直に応答します。

④**工夫について**
- 紙に書いて説明することを考えます。
- パンフレットをつくることを考えます。

⑤**態度について**

⑥**患者の知識レベルについて**
- 患者は自分の症状について、詳細な知識を持っていると認識します。

⑦**インフォームド・チョイス**
- 偽医療への警告、氾濫する医療情報とその正しい選択について説明します。

2　教育

①**内容について**
- 明快かつ詳細にします。（曖昧⇒誤解されやすい）
- プライバシーの保護が重要です。
- 患者の理解度に応じた説明に対するフィードバックが必要です。

- 単純な教育から行います。
- 患者への単純なアドバイスでも業務範囲を超えないように注意します。（医療過誤の原因となりやすい）

②**工夫について**
- 患者に復唱してもらいます。（理解度を確かめるために）
- 指導を繰り返して行います。
- 到達目標、到達度の設定を患者とともに決めることで、個々の患者に合った対応、指導ができます。
- 理解しやすい教材をつくります。
- 患者が指導された内容を思い出せるよう工夫します。

③**態度について**
- 患者に押しつけないことです。
- 患者を励まします。
- 指示的教育になりすぎていないか自己評価します。

第8章の参考文献

1) J. Andrew Billings, John D. Stoeckle. 臨床面接技法. 医学書院. 2001
2) 原田和博, 山崎晶司, 和田直美, 他. 文書による患者への医薬品情報提供に関する多施設共同研究(その1)医療従事者及び患者による評価. 臨床薬理, 1997. 28(3):683-691
3) 葛谷雅文, 遠藤英俊, 梅垣宏行, 他. 高齢者服薬コンプライアンスに影響を及ぼす諸因子に関する研究. 日本老年医学会雑誌. 2000. 37(5):363-370
4) 出田秀尚. 眼科手術とインフォームド・コンセント 網膜硝子体手術. 眼科手術, 1995. 8(4):701-705
5) 安田誠一, 萬知子, 重松俊之, 他. 詳細な麻酔説明は保護者の不安度を増大させる. 臨床麻酔, 2000. 24(10):1618-1620
6) 樫葉明, 西岡瑞子. 医原性と考えられる心的外傷後ストレス障害(PTSD)の1症例. 松仁会医学誌. 1997. 35(2):83-87

第9章

患者の特性に応じた医療面接

性に応じた関わり

1 鍼灸臨床とセクシュアルハラスメント

　セクシュアルハラスメントは社会的な問題として、さまざまな議論を呼んでいます。

　セクシュアルハラスメントとは、強い立場の人（もしくは自分で強い立場だと思っている人）が、弱い立場の人（もしくは加害者よりも弱い立場と思われる人）に対し、性的な要素を持った嫌がらせ行為を行うことです。

　したがって、セクシュアルハラスメントは男女間のみの問題ではなく、性的な嫌がらせがあれば、同性同士でも十分起こり得る問題です。そして、この問題は訴訟問題に発展することも多いのです。

　アメリカでは、1970年頃から就業環境におけるセクシュアルハラスメントが問題化され、悪質なものは訴訟問題に発展することが日常になりました[1]。最近の日本におけるセクシュアルハラスメントの報告の多くは、企業などの就業環境や、学校における学生-教員間、もしくは教員-教員間などの問題ですが、医療施設でも、就業環境下における上司-部下、または患者-医療者間の問題が報告されるようになってきました[2]。

　セクシュアルハラスメントに対するガイドラインは、アメリカの雇用機

会均等委員会（EEOC：Equal Employment Opportunities Commission）のもの[3]が有名ですが、日本においても男女雇用機会均等法第11条でセクシュアルハラスメントへの対策が明文化されています。「事業主は、職場において行われる性的な言動に対するその雇用する労働者の対応により当該労働者がその労働条件につき不利益を受け、又は当該性的な言動により当該労働者の就業環境が害されることのないよう、当該労働者からの相談に応じ、適切に対応するために必要な体制の整備その他の雇用管理上必要な措置を講じなければならない」というものです。

セクシュアルハラスメントは、地位や立場を利用して性的誘いかけをする、または性的強要をすることはもちろん、性的にからかったり冗談をいう、ヌードポスターを掲示する、性的な体験談を話し聞かせるなどの行為も該当します。また、当人がそのようなつもりがなくても、相手が「胸や腰をじっと見られた」「身体に不必要に接触された」「個人的な性的体験を尋ねられた」、などと受けとめた場合もセクシュアルハラスメントに該当してしまうのです。つまり「意に反する言動」すべてが相当するのです。

前述の男女雇用機会均等法の条文は、職場における対策についてですが、患者層や病態が多様化しつつあることと、鍼灸医療の特殊性とを考慮して、鍼灸の臨床の場におけるセクシュアルハラスメントも十分に考慮すべき問題です。

2 面接時に特に注意すること

鍼灸医療における医療面接では、患者の主訴以外にも、生殖器、排泄に関する事項、ならびに性に関する内容などを具体的に聞くことが必要な場合があります。鍼灸師が行っている日常の診療行為は、患者にとって非日常的なものであることをわきまえてコミュニケーションをとらないと、場合によっては鍼灸医療に対する不安を招き、信用を失いかねない行為にもなります。

例　女性患者−男性鍼灸師（聞きにくい項目について）

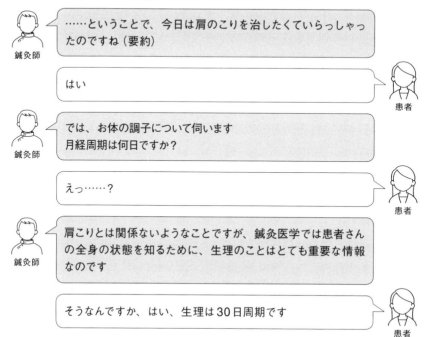

　このように肩こりを主訴に来院した女性の患者が、前もって説明もされず月経周期を突然尋ねられたら、たぶん患者は予想していなかったので、決していい気持ちはしないはずです。

　いやな気持ちを持っても、それをなかなかいい出せない立場が患者の立場であることを理解する必要があります。そして人は一度でも嫌悪感をもつと、一般にたいしたことがないと思われることにも過敏に反応します。そのためにも、患者の誤解を招かぬようラポールの形成に努める必要があります。

　患者に対し、鍼灸医学的な考え方を説明した上でインフォームド・コン

セントを行い、嫌がる質問の回答は強要せず、さらに鍼灸医学的な捉え方に対し理解を求めていくことが大切です。患者－鍼灸師の間でお互いに尊敬できる環境になり、患者が理解を示せば、拒んでいた事項も自然と自ら語り始めます。

3　患者からの性的アプローチと対策

　良好な患者－鍼灸師関係を構築することが治療効果に大きく結びつくことはすでに述べてきました。しかし、この良好な患者－鍼灸師関係が思わぬ方向に進んでしまうことがあります。

　患者は、心身ともに病んでいる程度が強ければ強いほど、他者への依存心が強くなることが多いといわれています。この依存対象が医療者に向けられると、絶大な信頼感情と一体化して恋愛感情にまで発展することがあります。鍼灸師にはよい意味でのカリスマ性を持った人がおり、依存性が強い患者との間で、上記のような関係に発展することは考えられないことではありません。多くの場合、対象者となった人（この場合は鍼灸師）が、ある患者にとって自分だけの特別な存在として認識されてしまうことが原因のようです。そういうことが起こらないように、普段から患者との心的距離は十分意識して臨床に当たらなければなりません。

　しかし、それだけでは完全に防げません。治療者の立場としてはできるだけ早いうちに対処すべきです。殊に留意しなくてはならないことは、患者によるストーカー行為です。ストーカー行為を予防するためにも、その患者だけが特別ではないことを、はっきりと意思表示し、また態度でも示すことが大切です。

　また、鍼灸師が患者からからかわれたり、執拗なアプローチを受けることもあります。必ずしも女性鍼灸師ばかりでなく、男性の鍼灸師にもあり得ることです。そして、その対象も異性に限らず同性からのセクシュアルハラスメントも増加傾向にあることを知っておきましょう。

世代に応じた関わり

　人間の発達段階は、身体発達や知的発達といった領域によっていくつかの時期に区分されます。ここでは、特にライフサイクルの初期段階である幼児期（1歳〜6歳）〜学童期（6歳〜12歳）と、最終段階を迎える老年期（65歳以上）の患者とを中心に、それぞれの特徴を踏まえた効果的な面接の方法について述べます。基本は、「今、子供時代を生きている人」「今、老齢期を生きている人」という考え方を持ち、常に生命に対する畏敬の念を忘れずに患者の人生に添う姿勢です。

　なお、次項以下の、幼児・学童と高齢者とに挟まれている成人のライフサイクルについて、成人の近位の背景（⇨p.20参照）の認識を助けるため、標準的な個人と家族とのライフサイクルを表にまとめてみました[4]（**表13**）。参考にしてください。

1　幼児・学童患者との面接

（1）環境への配慮

　幼児期、学童期を問わず、子供との効果的な面接を行うためには、まず子供が安心して対話ができる環境づくりを積極的に行うことです[5]。面接を行う診療室は殺風景なものでないようにすること、例えば、壁を活用して子供たちが喜びそうな壁紙を張ったり、ホワイトボードを用意し自由に絵を描けるようにするといった工夫です。

　備品の置き方も工夫して、検査道具や鍼が子供の目に触れないようにすることも重要です。鍼は子供にとっては注射針と同様の道具であり、痛みへの連想から不安を増強させる要因ともなります。

　面接ではイスの高さを工夫して、鍼灸師と患者である子供の目の高さをできるだけ同じにします。この配慮は大人の患者と全く同じです。幼児は

表13 標準的な個人と家族のライフサイクル

ライフサイクルの段階	個　　　人	家　　　族
1. 未婚の若い成人期	原家族からの巣立ち 経済的・精神的な自立を図る	巣立ちを支援する 家族構成の変化を予期し、対応を模索する
2. 新家族の誕生期	結婚→新生活を構築する 夫婦の絆を強める 友人関係構成が新しくなる	拡大した家族を再構築する
3. 子供誕生・成長期	新しいメンバー（子供）を受け入れ、育児の役割分担を決める 社会的責任が増大することを自覚し、社会・家族との調和を図る 子供の成長を支援するために生活環境を整備する	祖父母の役割が生じる 拡大した家族を養う環境を整備する 世代間の境界を確立し、調整する
4. 思春期の子供を持つ時期	子供の社会化と自立のための援助をしつつ、大人同士の関係への変化を意識する 他方、祖父母の衰えに対する対処も視野に入れる	柔軟な家族の境界づくりが課題となる 熟年・更年期の健康に配慮する老後の設計の準備をする
5. 子供の巣立ちの時期	子の親離れと親の子離れが同時進行する精神的に負担が多い流動期 退職後の生き方を模索する →家族ライフサイクルの一段階への移行期	祖父母二人の生活を再設計する 祖父母の老化や死への対応を考える
6. 老年期	世代交代を受け入れる 第二世代が中心的役割を果たせるように支援・配慮する 配偶者の老化や、死への対応を行う	配偶者を失った場合の生活設計——一人暮らし・第二世代と同居の選択——をする 安らかな終焉を迎えるという課題に対し、家族間の意思統一を図る

〈出典〉藤沼康樹編. 新・総合診療医学　家庭医療学編　第2版. カイ書林. 2015：62を参考に作成

母親が抱いた状態で面接を行うほうが、安心して話ができます。

　子供が治療室の中を徘徊しても、そっと見守り、子供と遊んでみようというくらいの気持ちで面接をはじめます。時間がかかったとしても、そうすることで子供が落ち着いて対話に応じてくれる場合のほうが得られる情報は多くなります。

　また最近は、親と子供関係は多様化し、理解も難しくなっている状況です。親は躾（しつけ）や教育的観点から、子供を半強制的に診療へと導こうとする場合も少なくありません。両親と患者本人との関係を十分に把握しておくことが大事です。環境への配慮は、面接の場が子供にとって強制的な空間ではないことを、親にも理解してもらう上でも重要といえます。

（2）幼児との対話

　子供においても、当然プライバシーは尊重されなければなりません。一個人としての独自性を認めて対話をすることが大切です[5,6]。大人と同様に「こんにちは」「おはようございます」とはっきり挨拶を交わします。

　幼児の対話能力が低い場合は、親と直接対話をすることになります。親が病状の経過や疾病の説明をしているときに、内容が要領を得ない場合や自分の心配にこだわっている場合でも、「大袈裟な」とか「心配しすぎ」と捉えるのではなく、とにかく話をじっくり聞く態度が必要です。親が「いつもと子供の様子が違う」などという場合には要注意です。

　子供が話すことのできる場合は、その子と直接話すことが重要です。持っているおもちゃのこと、学校や幼稚園のこと、兄弟や両親のことなど直接症状とは関係ないことでも、子供の緊張を和らげ、ときには症状に関する情報も得られる場合があります。

　病歴を取るときには、できるだけ本人に聞くようにします。本人の表現が拙くとも、代弁する親からは得られない情報がなにかしら得られるものです。親からは第三者の目から見た情報を教えてもらうとよいでしょう。

(3) 学童との対話

　学童期は、思考と社会性とが大きく発達し、急激に世界が広がっていく時期です[6,7]。この時期の疾病や障害は、子供に大きな不安を与え、他の児童と同じように活動や学習ができないことから、自己意識や自尊心の低下をもたらします。このことから、この時期の子供に対しては、まず不安を低下させ、治療への意欲を持たせるために、個々の思考や理解に応じた疾病概念や治療法の意味を説明する必要があります。彼らに否定的な自己意識を持たせないように注意し、自己を受容できるように、肯定的な部分にも焦点を当てた対話を行うことが重要です。

　また、この時期に注意すべき点は、子供のプライドを傷つけないことです[5]。このことは子供に限ったことではありませんが、子供には大人に対する以上に気安く接してしまいがちです。子供に対しても、「聞いてあげる」という態度ではなく、ちゃんと対話をしようとする態度が必要です。しっかりアイコンタクトを取りながら、その子供を一人前の人間として尊重し、好意的にみていこうとする姿勢を持ち続けることです。

2　高齢者との面接

　高齢者との面接では、患者の身体機能の生理的変化に留意しなければなりません[8]。一般的に、高齢者の話し方はゆっくりです。また、声がふるえて聞き取りにくい、耳が遠い、物忘れが多い、理解力が鈍っている、目も悪いなど種々の障害を持っている人がたくさんいます。

　高齢者との面接に際しては、付き添ってきた人にだけ話しかけるのではなく、患者自身に注意を向け、尊敬の念を持って接することが必要です。

　特に留意する点を挙げると、
- 近い距離で話せるようにイス・机を配置し、できるだけ静かな部屋で患者と面接します。
- 普段よりはやや大きな声で話します。

- 質問は繰り返し行って、患者が確実に理解するまで続けます。
- 鍼灸師からの助言・指示は、家族にも聞いてもらうように患者に承認を求め、助言・指示はことばだけでなく紙に書いて渡します。
- 介護者に話をしているときでも、できれば患者が話の輪に加わるようにします。

そして最も大事なことは、面接を通して、患者自身が積極的に治療に参加するよう励ますことです。質問に対する答えが、ときには本筋を離れてしまったり、回想になってしまっても、決して急がないようにします。患者の回想に耳を傾けることは、患者の自尊心を保つために重要であり、患者－鍼灸師間の信頼関係を確立し、患者の心配事を理解する上でも重要です。回顧的な話は、しばしば患者が個人的に気にしていること（例えば、孤独感、喪失感など）が明らかになる場合があります。

高齢の患者に接するとき、私たちが常に念頭に置いておかなければなら

> **＊認知症の方への対応**
>
> 長谷川和夫氏（聖マリアンナ医科大学名誉教授。長谷川式認知症スケール（HDS-R）の発案作成者）は、2018年、ご自身が認知症であることを告白されました。以下は、長谷川氏に記者が取材した記事[9]の抜粋です。
> 「自分が認知症になってより強く思うんですが、皆さんが認知症の人と接するとき、ぜひ、心に留めておいていただきたいことがあります。まず、相手の言うことをよく聴いてほしい。『こうしましょうね』『こうしたらいかがですか』など、自分からどんどん話を進めてしまう人がいます。そうすると、認知症の人は戸惑い、混乱して、自分の思っていたことが言えなくなってしまいます。そうではなく、その人が話すまで待ち、何を言うかを注意深く聴いてほしい。『時間がかかるので無理』と言われるかもしれません。でもね、聴くというのは待つということ。そして、待つというのは、その人に自分の時間を差し上げることだと思うんです」
> 認知症の方への対応について、上記に勝る解説は他に見当たりません。―自分の時間を患者さんに差し上げる―まさに傾聴の真髄ともいえる素晴らしいことばです。医療者が心に留め置かねばならない至言と心得てください。

ないことは、高齢者に対する「畏敬の念」です。人生の先輩として常に敬意を表し、人間にとって最も重要な時期を迎えている方への尊敬を決して忘れてはならないことです。

身体の不自由な患者への関わり

ここで述べる身体の不自由な患者とは、視覚障害、聴覚または平衡機能の障害、音声障害・言語機能またはそしゃく機能の障害、肢体不自由、ならびに心臓・腎臓または呼吸器の機能障害など身体内部の障害を有する患者です[10]*。各障害ともそれぞれ細かな内容があるので、関わりかたは一様ではありません。また、訪れる患者には介助者がいることが多いので特別な構えは必要ありません。しかし、患者の持つ障害についての理解と対応の知識は、面接場面での患者の安心感に結びつきます。

＊主な障害の種類別人数（2016年調査・在宅） （単位：千人）

障害の種類	視覚障害	聴覚・言語障害	肢体不自由	内部障害
人数	312	341	1,931	1,241

〈出典〉厚生労働省：平成28年生活のしづらさなどに関する調査（全国在宅障害児・者等実態調査）．2018

1 面接時の基本的なマナー

①自然体で対応する

ことさら障害を意識することなく、自然な態度で接します。

②人格を尊重する

障害はさまざまですし、人格もさまざまです。一人ひとりの人格を大切にすることが信頼関係に結びつきます。

③耳から接する

何をしてほしいのか、その人のニーズを聴き取ることから始めます。また、介助のしかたも患者に聞いてみます。

④特別視、無能力扱いをしない

同情は自分を基準に相手を見ることです。留意しましょう[11]。

2 面接の手順

面接の流れは他の患者と同様です。しかし、患者によってはことばによる意志の伝達に必ずしも慣れていない場合や、機能的にことばを使いにくい患者がいるかもしれません。そのような場合は介助者をとおしての面接になりますが、いずれの場合でも、辛抱強く患者との対話の方法を探り、患者のことばに精一杯耳を傾けます。

障害の状況を把握することは、主訴を明らかにしていくために欠かせない事項です。どの障害においても、以下は共通の質問事項例です。

①受障（傷）について

障害原因	先天性　受傷　疾病　 その他（　　　　）	
受障（傷）時期	年　月　日頃（　　歳）	
受障（傷）時の状況		
補装具	有・無	期間： 状況：

②障害状況

障害内容		
補装具	有・無	装具名：

3 視覚障害を有する患者への関わり

①挨拶
　挨拶は鍼灸師から行い、状況によっては握手も試みてみます。声の大きさや太さ、手の触感により患者は鍼灸師との距離を把握できるとともに、身長や体格など鍼灸師についてのイメージが得られます。

②不自由の内容を把握し、ニーズを聞き取る
　視覚障害には、視力障害だけではなく視野障害があります。また、保有視力や視野の程度により、大きく全盲と弱視とに分かれます。さらに、いつ、どのような状況で失明に至ったかで、いわゆる先天盲と中途視覚障害とに分かれます。それぞれ、行動のしかたに違いがあるので、面接の場面においても何が必要かを率直に聞き取ります。

③移動に留意する
　視覚障害者の場合、立たせたまま空間に置き去りにしないことが前提です。
　全盲の患者の案内は、左右どちらかに並んで立ち、肘や肩を使っていただいて移動するのが基本です（図15）。ただし、移動の訓練を受けていな

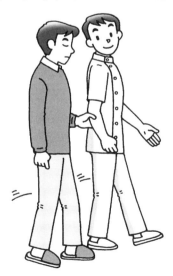

図15　移動の基本

かったり、急な視力低下で移動に不安がある患者の場合は、鍼灸師が患者に対面して立ち、片手や両手を携えるようにして誘導しますが、実際にはどのようにするのが望ましいかを話し合うことによって、患者の不安感が除かれ鍼灸師への信頼感が高まります。

④**施術室の説明**

施術室の内部や備品の配置などを説明し、場合によっては触れてもらいます。それによって患者のいる位置を具体化します。鍼や艾についても同様です。これにより患者は安心感が得られます。

⑤**代名詞を使わない**

方向・場所を説明する場合、「そっち」「そこ」「それ」などの代名詞は混乱を招きます。前後左右で示したり、何歩、何メートルというように具体的な声かけを行います。物の位置は時計の針の位置で知らせるなどの方法（clock position）もありますが、実際に手にとってもらうのが最もわかりやすい方法です。

4　聴覚障害を有する患者への関わり

①**不自由の内容を把握する**

聴覚障害とは、難聴などで音は聞こえても内容が聞き分けられないもの、または音が全く聞こえないものをいいます。

関わり方の基本は、「聴覚障害者には手話を用いればよい」「補聴器を付けているのだから大きい声を出せばよい」という誤った考え方をしないことです。聴覚障害のある人々にとって、音声メッセージが聞こえないことは大きな問題です。

難聴では、聞き直すことへの不安を持つ患者があり、わかった素振りを見せることがあるので、面接の場面では注意を要します。

また、先天性の聴覚障害であるか否かで情報の理解のしかたに違いがあります。患者によく確認をすることが必要です。

②**視覚に訴える**
　患者には、情報を音だけではなく視覚的に伝えることが効果的です。
③**コミュニケーションの手段を確保する**
　面接に際しては、患者が補聴器の使用だけでことばが聞きとれるならば、患者の正面でゆっくり、はっきりと発話をすることを心がけます。
　それ以外の場合は、読話、筆談、手話、指文字などの方法があります。患者の聞こえ具合を把握し、どの方法を用いるか、あるいは組み合わせていくかを判断します。
〈読話〉
　鍼灸師が発話するとき、患者が鍼灸師の口の動きを読み取る方法です。口話ともいいます。患者自身は普通に発話します。患者に口の動きがわかるように、早口にもゆっくりし過ぎにもならず、口の動きを大きくして話しましょう。ただし、鍼灸師には患者の発音のしかたによって話の内容がわからないことがあります。その場合は筆談との組み合わせでコミュニケーションを図ります。
〈筆談〉
　文字を書いて伝達する方法です。時間はかかりますが、最も簡便で効果的な方法です。予診票などに「何かお手伝いすることはありますか」という一文があれば、患者は自分の聴力について書きやすいでしょう。
　筆談をするには、メモ用紙や小型のホワイトボードなどを患者と鍼灸師の双方で持つようにします。ただし、手話でのコミュニケーションを中心に育った患者は、長文の読解や漢字に応じにくいことがあるので、単語に区切るなどの配慮を要します。また、専門用語は必ずその意味内容を説明します。
〈手話〉
　手話は双方向のコミュニケーションを可能にする手段の一つです。
　微妙な感情を表現するためには、表情や動作の大きさなどを併せて表現

します。手話の習得は、コミュニケーションの幅を広げるだけでなく、患者との信頼関係を高める上で効果的です。

〈指文字〉

一字一字を表現する手段であり、読話と併用されます。専門用語などを伝えるときに有効です。

5 肢体不自由を有する患者への関わり

①不自由の内容を把握する

肢体不自由とは四肢または体幹の障害をいいます。原因疾患別では、脳血管障害が最も多く、ついで骨関節疾患、リウマチ疾患、脊髄損傷、脳性麻痺、脊髄性小児麻痺の順です。個人差が大きいので、不自由の原因、部位、程度を把握しながら接していくことが求められます。

②階段や段差に留意する

治療室と他のフロアとの間にある仕切りや段差は、車イスや杖を使用している患者の移動にとって妨げ（barrier）になります。

③イスやベッドへの移動

面接用のイスに留意します。また、ベッドで面接するほうがよい場合もあります。ベッドへの移動は、どの程度の介助が必要か、どのような体勢をとるのがよいのかを、患者もしくは同席した家族に聞くことです。患者と呼吸を合わせて移動できるように、タイミングをとる声かけが有効です。患者の主体性と協力関係の構築に結びつきます。

> 「○○さん、ベッドへ移りますよ。さあ、一緒にお願いします。イチ、ニの、サン。はい」

④**言語障害を伴う患者とのコミュニケーション**

　片麻痺や脳障害で失語症を伴う患者は、家族が同伴する場合がほとんどですから、情報を得ることは難しくありません。もし、少しでも発語ができる患者であれば、十分に時間をかけて、ことばを引き出すような働きかけを心がけます[12]。

6　内部障害を有する患者への関わり

①**不自由の内容を把握する**

　内部障害とは、心臓機能障害、腎臓機能障害、呼吸機能障害、膀胱または直腸機能障害の五つの内部障害を総称したものです[13]。

　予診票だけでなく、既往歴や服薬の有無などを聞くことで、患者の障害の種類と内容を知ることができます。他の障害同様、個人差があるので注意します。

②**患者との協力関係を結ぶ態度**

　他の障害と異なるのは、内部障害は、外見からはそれとわからない場合が多い点です。患者は定期的な受診、服薬、リハビリテーション、生活指導を受けながら、患者自身もまた食事療法、運動療法などを行い、身体をケアし、コントロールしています。したがって、障害に対してだけでなく、生活上の制限がもたらすストレスや不安などが蓄積していることが推察できます。

　鍼灸師は、患者のニーズをよく聴きながら、患者の心を汲むとともに、自分のできること、できないことを患者と率直に話し合いましょう。

対応に工夫を要する医療面接

1 抑うつ気分を有する患者

　抑うつ気分を有する患者に対する医療面接は、それらの患者の特徴を理解しながら行う必要があります。

　抑うつ気分を有する患者は、抑うつ気分を中心とした興味の喪失・性欲の減退や、不安・焦燥等のほかに、全身倦怠感、首や肩こり等の身体症状があり、主訴として訴えるのは身体症状がほとんどです。したがって、このような患者から精神症状を聞き出すためには、良好な患者−鍼灸師関係が必要であり、医療面接の役割は重要です[14,15]。

　質問の技法は、抑うつ気分に対する質問、意欲の減退に対する質問、病的な思考（被害妄想、心気妄想、貧困妄想など）に対する質問、思考制止などの思考障害に対する質問、不安、焦燥感に対する質問、自殺念慮に対する質問等ありますが、詳しくは専門書を調べて知識を豊かにしておくことが必要です[16]。

　また、抑うつ気分になりやすい性格があります。循環気質、執着性性格、メランコリー親和型性格などといわれていますが、周囲への適応がよすぎるぐらいの人で責任感が強く、有能な人の性格です。したがって、患者自身は「頑張りたくても頑張れない」という状態にあるため、叱咤激励や批判は厳禁です。温かく患者の訴えを受け入れ、理解してあげることが大切で、無理をせずに休みたいときは休むように支持してあげる対応が必要です[14,16]。

2 ターミナルな状態にある患者

　ターミナルな状態にある患者に対する医療面接は、ターミナルな状態の特徴を理解しながら行う必要があります。ここでは、がん患者を例にとり

ます。
　がん患者の苦痛の特徴は、身体的、精神的、社会的、霊的（実存的）苦痛が相互に関連した全人的苦痛（Total Pain）です。したがって、身体的苦痛はもちろんですが、その背後にある苦痛、特に精神的苦痛への援助が必要です[17]。医療面接にはその援助の心を盛り込まなければいけません。
　がん患者の精神状態の特徴は、いらだち・不穏・不安・混乱・淋しさなどであり、これらはすべての苦痛を増幅するといわれています[18]。
　また、がん患者の精神状態は発症から経過を追って、自分はがんではないと考える「否認」、自分がなぜがんの犠牲になったのかという「怒り」、治してくれたらなんでもするという「取り引き」、そして「抑うつ」を経て最終的には病気を受け容れる「受容」へと変化していきます[18]。
　面接に当たっては、いま眼前の患者はどのような精神状態にあるのかを把握しておくことが大切です。
　ターミナルながん患者への対応[19]では、次のことが重要になります。
- ベッドサイドに座り込み、患者と目線を合わせること
- 辛さを感じている患者には「辛いですね」、寂しそうな患者には「寂しいですね」と感情を表すことばを患者に投げかけること
- 傾聴して患者の感情に焦点を当てること
- 安易な励ましはしないこと

　実際に、「私はがんではありませんか」と患者から尋ねられたときには、「そんなことはありません」と否定したり、ギクッとして逃げ出したりせず、しっかり相手の目を見て立ち止まり、よく耳を傾け、傾聴の姿勢を崩さないことが大切です。そして「がんではないかと、いつも心配な気持ちでいらっしゃるのですね」と患者の気持ちに共感することばを返すことが適切です[19]。

第9章の参考文献

1) 加藤仁資．セクシャルハラスメントの代償．歯界展望．2001. 97(2)：412-413
2) 田中早苗．医療機関におけるセクシャルハラスメント－ナースに知って欲しいこと．看護学雑誌．1998, 62(1)：36-40
3) 福島瑞穂，金子雅臣，中下裕子，他．セクシャルハラスメント－性はどう裁かれているか．有斐閣．1991. 4-5
4) 藤沼康樹編．新・総合診療医学　家庭医療学編　第2版．カイ書林．2015：62
5) 日下隼人．小児患者の初期診察－一般臨床医のためのポイント集．第3版．篠原出版．1990：1-23
6) 田村康二．医学的面接のしかた－聞き上手，話し上手になる技術．第1版，医歯薬出版．2000：59-60
7) 河合優年，松井惟子(編)．看護実践のための心理学．第1版．メディカ出版．1996；22-31
8) J. Andrew Billings, John D. Stoeckle. 臨床面接技法－患者との出会いの技．日野原重明，福井次矢監訳．医学書院．2001：26-27
9) 長谷川和夫．時代の証言者　「ボク、認知症」10　目線の高さで話して．読売新聞日刊, 2018年8月25日
10) 内閣府編．障害者白書．財務省印刷局．2002
11) 障害者福祉研究会．障害者のための福祉2004. 中央法規．2004：219
12) 日野原重明総監修．ナーシング・マニュアル第20巻－リハビリテーション・ナーシング・マニュアル．学習研究社．1987
13) 佐藤德太郎編．内部障害のリハビリテーション増補版．医歯薬出版．1999
14) 渡辺昌祐，光信克甫．プライマリケアのためのうつ病診療Q&A．金原出版．1999
15) 水島広子．専門医がやさしく教えるうつ病．PHP研究所．2000
16) 久保木富房編．内科で診るうつ診療の手引き．ヴァンメディカル．2000
17) 柏木哲夫，藤原明子．系統看護学講座ターミナルケア．医学書院．1998
18) 浅野茂隆，他．ガン患者のケアのための心理学．真興交易医書出版部．1997
19) 柏木哲夫．死を看取る医学．NHK出版, 1997

学習編

第1章

自分で学ぶ

　医療面接という医療行為は、特殊な技術を要するものではありません。鍼灸師になろうと志を立て、医学知識を習得し、臨床の実地で習練を積めば自然に身につく技術*の一つです。

　ただし、病める人を全人的に診る（全人的医療の実践の）ためには、常日頃磨いておかなくてはならない技法（姿勢ともいえる）があります。それは相手の感情と波長を合わせることです。すなわち、一生懸命耳を傾けて患者の話を「聴き」、聴いて理解したことを相手に的確に「伝える」という一対の技法です。

> ＊技術：「技術というものは、原則として没個性的である。だれでもが、順序をふんで練習してゆけば、必ず一定の水準に到達できる、という性質をもっている。それは、客観的かつ普遍的で、公開可能なものである」[1]

　学習の基本はこの一対の技法の習得に尽きるでしょう。そして目標とするところは、臨床家としてこの技法が習慣化される（完全に身につく）ことです。習慣化の域に達するためには習練の積み重ねしかありません。日々の患者との出会いが習練そのものであると認識し、そこから得られた体験と、その体験を自己評価したものとを糧として、臨床家としての成長を目指してください。

学習を始めるに当たっての心構えは、この技法は医療面接にとどまらず、臨床を遂行するうえでの最低限必要な技法であると同時に、最大限に発揮すべき技法であることをしっかり認識することです。

1　日常の場を通して自分で学ぶこと

　本書に一通り目を通し、医療面接とはどのようなもので、どのような役割と目的とを持っているのかという、いわば鍼灸臨床における医療面接の意義と構造（仕組み、枠組み）とをインプットします。

　その後で、自学自習（自分で学ぶ）に取り掛かります。

　自分で学ぶべき範囲は、

- 聴くことについては、家族、友人の間で交わされる日常会話の中で、相手の話をよく聴くように努めます。
- 伝えることについては、あるアイテム（例えば東洋医学）について第三者（家族でも友人でもよい）に説明するような機会をつくり、そのアイテムの内容をあまり知らない人にわかりやすく説明できるように習練します。そして相手がわかったかどうかを確かめます。
- リベラル・アーツに目を向け、そのエッセンスを吸収して感性を磨き、人間形成に努めます。

2　具体的な方法

(1) 相手の話をよく聴く

　よく聴くための訓練は、まず、聴くことを意識し、聴くことに集中します。

　ひそかに「今日は聴き役に徹するぞ」と意を決し、日常の会話に臨んでみます。最初はいつもと違ってぎこちなさを感ずるでしょうが、聴き続けなければならないと意識する心が、なんとか会話を続けさせるものです。そのときに巧まずして口をついて出ることば、あるいは態度が「促し」や

「繰り返し」などの傾聴につながる技法なのです。こういう日常の会話を習練の場として励めば、面接の技法は自然と身についてきます。

そして、できれば話の途中で、話を聴いている自分の姿、表情などを、「もう一人の自分」がイメージしてみます。つまり、自分の姿、表情が耳を傾けて聴いている態度（傾聴の態度）であるかどうかを、もう一人の自分がチェック（自己評価）します。そしてそのチェックした結果を、現に聴いている自分にフィードバックができるようになったら、自分で学ぶこの領域は卒業したといえます。

（2）正確に伝える

自分が現在学んでいる（あるいは持っている）専門知識を、学ぶ前（あるいは持っていない）の自分にわからせるためには、どのように説明すればよいであろうかを考えるところから始めます。そして機会をつくって、できればあらたまって機会をつくるのではなく自然な会話の中で、友人や家族にその説明を試みます。そして、必ずその結果をフィードバックすることは忘れないようにします。

あることがらや、あるものの真理は一つであっても、その真理を表現し、説明する方法はいろいろあります。時と、場所と、人とを考えたうえで、この三者に最も適合した説明こそが、伝えたいことを正確に伝える方法です。「方便」とか「人をみて法を説け」といわれる所以です。

特に鍼灸の臨床の場で出会う患者は、疾病も人格も多様です。伝える時と場と人、特に人を考えることはおろそかにできません。第9章で患者の特性に応じた医療面接について述べましたが（⇨ p.158参照）、そこで書かれていたことも知識レベルにとどめておくだけでは、いざというときには何の役にも立ちません。実践に活かすためには、常日頃多くの人と接触し、対話を行うように努めます。特に異業種の人とはできるだけ接触するように心がけます。そして自分のいいたいことがいかにうまく伝わり、わかっ

てもらえたかどうかを確かめる習練を積み上げるのです。

　「私は口下手で」という台詞は医療者には通用しません。本書で繰り返し述べていますが、正しく伝えることも、患者－鍼灸師間の信頼関係には欠かせない要素です。伝えたいメッセージが相手にうまく伝わり、納得してくれたことが客観的に証明される（相手の言動が変わるのが納得してくれた証拠）か、またはそのメッセージについて続けて詳しい説明を求められるようになったら、自分で学ぶこの領域は卒業したといえます。

(3) 感性を磨く
　「感性のない臨床家は臨床家とはいえない」。これは、わが国の臨床医学界の重鎮である日野原重明先生のことばです。まさにそのとおりだと思います。専門職域においては、専門家としての感性を持たなければ、その職責は十分に果たせません。特に医療の場合は、医療者としての感性はもちろん、その土台となる人間としての感性の豊かさが要求されます。というのは、よく聴き、よく伝える技法はともに、感性の支えがなければ成り立たない行為だからです。

　では一体、感性とはなんでしょうか。古今東西、いろいろな人がさまざまなことばで説明しています。その中で下記の解説が、本書で指摘する感性をよく説明していると考えますので、ここに紹介します。

　「感性とは、価値あるものを心に感じ取る力、感じ取り価値感情を湧き起こす力だ。人間が心的、知的、創造的な面で活性して生きる上での源泉となるものである」[2]

　すなわち、患者の物語りを価値あるものとして感じ、そこに価値感情を沸き起こせないような医療者は、真の臨床家とはいえないのです。
　では、感性はどのように育て、磨けばよいのでしょうか。

専門家としての感性は、いったん鍼灸師になろうとした決意、つまり、あなたの心に宿る志そのものが、その多寡はともかく、すでに専門家としての感性を持っている保証であると自覚・自負してよいでしょう。問題は人間としての感性を豊かにするように努めることです。方法は、あらゆる事象によい意味での好奇心を持ち、そのエッセンスを吸収するのです。よい意味での好奇心とは、自分が人間として生きてゆくうえで、それはよくないことだと判断したもの以外のすべての事象に向ける好奇心です。また、吸収するには、吸収する自分の心の窓に定規のような枠をはめ込んでいてはいけません。定規のような枠があれば、その枠を通り抜けて入ってくるもの以外は受けつけなくなります。心の窓は360度開いていなければなりません。

　好奇心と吸収の具体的な対象はリベラル・アーツ（狭義の一般教養）です。手始めに、本書の各章ごとにまとめてある文献を読むことから始めるのも一法です。また、毎年の芥川賞や直木賞の受賞作品はできるだけ読み、活字に親しむように心がけてください。

　感性が豊かになり、磨かれれば磨かれるほど共感は深まり、臨床の実りは大きくなります。その実りとは、自分を通して究極的に患者に還元されるメリットであることを忘れてはなりません。

第1章の参考文献

1）梅棹忠夫．知的生産の技術．岩波書店．2000：8
2）渡部邦雄．論点　感性が支える知性の育成．読売新聞 2000年9月20日

# 第2章

グループで学ぶ

　グループで学ぶとは、グループの構成員が、医療面接のそれぞれの役柄（患者役、鍼灸師役、観察者）を分担し、ロールプレイによって学ぶ学習方法の一つです。ここではその方法を使い、医療面接の構造と流れに沿って行う学び方を提示します。

グループの構成と役割

　まずグループをつくります。1グループの構成は4〜5名とします。
　そして図16のように、1名は患者役、1名は鍼灸師役、他の2〜3名は観察者（評価者といってもよい）となり、観察者のうちの1名が進行役になります（⇨ p.187参照）。
　グループの構成人数は4〜5名の枠は守るようにします。なぜならば、構成人数がそれ以上になると、必然的に観察者が増えます。そうすると、往々にして観察者は傍観者に変わってしまうことがあるのです。人数が増えれば増えるほどロールプレイに関わる度合いが減り、発言の機会も少なくなるためでしょう。これではグループ学習の意味がありませんし、もっと悪いことは傍観者的な人がいると、学習の場の雰囲気がしらけてしまうのです。

このような単位のグループが、仲間の内か、もしくはクラスの中で複数できれば、これから述べる学習が進む過程で、他のグループとの間で積極的に構成員のメンバーチェンジを行います。構成員が定着して変わらないと、評価が自己流になるか、もしくは「なあなあ」（馴れ合い）になってしまい、フィードバックの効果は薄れます。グループは交流し合うだけでなく、構成員の積極的な交じり合いによって活性化し、お互いの切磋琢磨が生まれるのです。

ステップを設けた学習法

　医療面接の構造・流れを、いくつかの部分に仕切って学習を進める方法について述べます。

　医療面接の構造・流れを四つの部分に仕切り、仕切った部分をわかりやすく簡単に表現するためステップということばに置き換えます。

　実践編の「第2章　医療面接の実際」で説明した「患者を迎え入れる」以降の流れに沿って仕切ってみます。

- 面接の導入部分（⇨ p.30参照）と面接の前半部分（⇨ p.34参照）とを合わせてステップ1
- 面接の中間部分（⇨ p.35参照）－主訴の把握の部分－をステップ2
- 面接の後半部分（⇨ p.38参照）－解釈モデル・システムレビュー・既往歴・家族歴と最終のまとめの部分－をステップ3
- 面接の終了（⇨ p.47参照）－診察・治療への誘導部分－（インフォームド・コンセントを含む）をステップ4
　以上のように仕切ります（**表14**）。

表14　医療面接の構造のステップ分け

ステップ		段階	内容
ステップ1	導入	面接の開始 ラポールの構築	・患者の入室　挨拶 ・患者の確認 ・自己紹介 ・雰囲気づくり ・面接の目的の明確化　患者の同意（鍼灸施術に関する説明と同意） ・受療目的の確認
ステップ2	展開	主訴と原病歴の聴取 問題の把握 問題の掘り下げ	・主訴の把握 ・主訴の詳細についての確認（発症状況、時間的経過、部位、性状、程度、頻度、持続、増悪・軽減因子、随伴症候、合併症等） ・疾病（病苦）が患者のADL、QOLに及ぼす影響を評価 ・問題の把握と要約 ・優先順位の調整 ・受療行動とその内容の確認 ・患者の解釈モデルの把握（不安内容の確認） ・患者の要望（要約）
ステップ3		システムレビュー 精神状態の観察	・現在の身体状況の把握（十問歌） ・外見と行動　話し方　気分／感情 ・思考内容　認識作用／意識
		既往歴・家族歴の聴取	・過去の病気、入院歴、手術歴、外傷歴、家族の健康状態
		社会歴の聴取	・患者のプロフィール ・生活環境・様式に関する危険因子
ステップ4	終了	まとめ	・最終要約と確認
		インフォームド・コンセント	・鍼灸治療に関する説明と同意 ・治療への動機づけ
		面接の終了	・治療計画の調整・誘導

この仕切り方はあくまでも参考であって、別に定式があるわけではありませんから、グループで話し合って自由に仕切ってもかまいません。ただ学習方法の一つとして、仕切りの一つひとつの完成度を高めながら、それをつなぎ合わせるという方法もあるという提案と考えてください。

　医療面接における対話の流れは、カウンセリングのそれとは多少趣が違います。現実には、実地臨床は時間的制約があります。その条件をクリアし、より臨床的な面接を目指すのが大切な習練の目的です。

1　ステップ1の学習法

　まず、メンバーはそれぞれが役割（鍼灸師役や患者役などの）分担を持たず、それぞれが自己紹介と出会いの挨拶とを、お互いに交代しながら練習します。

　それが自然に、しかもしっかりできるようになったら、いよいよ医療面接のシミュレーションに進みます。

- **患者役**は、ステップ1では、主訴と鍼灸治療の受療の目的（動機）とだけを設定（それ以上の詳しいシナリオはこの時点ではまだ用意する必要はありません）して、患者をシミュレートします。
- **鍼灸師役**は、臨床家としての身だしなみをチェックし、面接の場を設定し、リラックスできる雰囲気をつくります。

　その場が現実に設定できないときは、自分がつくった面接の場の情景をグループのメンバーに説明します。ホワイトボードがあれば図示して説明するのもよいでしょう。その中で面接における患者との位置関係（学習では座る場所と位置）を定めます。

　次は、進行役の合図に従い、設定された場の入口から患者役を迎え入れて着座を促します。

　そして患者役が着座してから自分も座り、患者確認、自己紹介を行い、

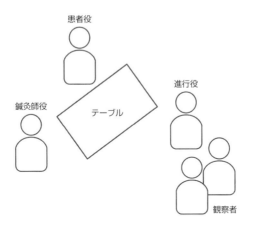

図16　グループ学習のイメージ

患者役に緊張を和らげる方策（言動）を講じつつ、主訴から受療目的を聞いていきます。
- **観察者**は、患者役と鍼灸師役を除いたメンバー（1〜2名が理想的）がなります。

  観察者は第三者的な視点に立って、鍼灸師役の面接中の姿勢・態度を評価します。ステップ1では、特定の評価用紙をつくったり、使用する必要はなく、評価結果はメモ程度にとどめます。
- **進行役**は、観察者の中の一人が務めます。

  進行役は評価を行いながら、学習の開始と終わりの合図を出し、スムーズに訓練（学習）が進むように司会者的な配慮をします。

  具体的には、そのときの進行役は、各メンバーのロールプレイが終わるたびに、最初に患者役、次に観察者の順に発言を促し、鍼灸師役のよかった点、改善したほうがよい点、ならびにそれらを総合した感想を述べてもらいます。

  次に鍼灸師から自己評価・意見などを聞き、何か問題があったら提起

してもらいます。
　締めくくりとして総合討論を司会して結論（成果・気づきなど）を出し、それを鍼灸師役をはじめメンバー全員にフィードバックします。
　討論の時間には制限を設けません。
● ステップ1に要する時間は、3分以内で十分です。

　このような要領で、各メンバーは最低3回各役割を演じます。つまりシミュレーションは最低3〜5巡するようにします。
　3巡目あるいはそれ以降になったら、観察者の1〜2名は別のグループとの間でメンバーチェンジを行い、交じり合った状態で学習が行われると、評価は一層客観的になり、学習に新鮮さが加わります。
　以上の役割と学習の進め方とは、以後の各ステップのグループ学習に共通する基本的なパターンとなります。

2　ステップ2の学習法

　ステップ2は面接の核心に入った学習になります。患者役・鍼灸師役の役割と学習のポイントを説明します。
● **患者役**は、ステップ2以降はシミュレートする患者のシナリオを用意する必要があります。シミュレートする患者を、自分自身の症状とか持病をもとにして演ずる場合は簡単なものでも済みますが、それ以外の患者役を演ずる場合は詳細なシナリオが必要になります。
　シナリオをつくるときには、単純な症例から順次複雑な問題を抱える症例を考えてゆくようにします。通常は、自分の傷害・疾病の経験をもとにするか、もしくは日常よく遭遇する症候や、臨床体験した症例などを参考にして自分が演ずる患者のシナリオをつくります。その際に間違っても「病気当てごっこ」のゲーム感覚でシナリオをつくったり、学習を進めないようにします。また、体験症例を参考にしてつくる場合は、

症例のプライバシー保護には十分留意します。以上はグループ全体で注意し合います。

　患者役になった人は、シナリオに書かれた患者になりきるように努めます。患者になりきることができればできるほど、患者の気持ちの理解度は深まります。また鍼灸師役に対する患者の目からみた評価もより客観的になり、その評価は自分が鍼灸師になったときに必ず活かされます。

　ステップ2で患者役が演じる患者のプロフィールは、病態によって違うでしょうが、人柄は原則としてやや無口な人に設定して演じるようにします。基本的に受身の姿勢です。あまりしゃべりすぎると鍼灸師役の習練にならないためです。

● **鍼灸師役**は、ステップ2では、まず「開放型質問」に、促し、繰り返し等の技法を使ってできる限り患者役の訴える悩み・苦しみの内容を聴きます（傾聴）。

　ステップ1では主訴と受療目的（目次や項目に相当するもの）だけを聞きましたが、このステップでは、主訴と主訴に関連する問題の細部について聴きます。その際、患者役が、自分の話しやすいことばを使って、それらの問題をどの程度まで表現してくれているかどうかがポイントになります。その程度を十分に表現してくれているかどうか、十分に表現できたこと（聞いてくれたこと）に患者役は満足を感じているかどうかは、鍼灸師役の共感的・支持的態度に大いに影響されます。影響があることを学習を通じて実体験し、面接における共感的・支持的態度の重要性を認識するとともに、臨床の実践に活かせるように習練します。

　それが済んだら、とりあえずいままでの患者の話を要約して患者役に問い返し、悩み・苦しみに対して共通の理解ができたかどうかを確かめます。

　その後は主に「閉鎖型質問」「重点的質問」「選択型質問」に「開放型質問」を交えながら、鍼灸師役として納得がゆくまで臨床に必要な情報

を収集して、患者の全人的な病態像を描き出します。
- **進行役**はステップ1に準じて評価と討論を司会し、まとめを行います。
- ステップ2の面接時間は、最初は無制限とします。

3 ステップ3の学習法

　このステップの内容は豊富ですが、解釈モデルを聴き出す技法と、身体的状況のシステムレビューの聞き方、ならびに締めくくりとして行う要約とに学習の力点をおくようにします。

　①解釈モデルについては解説編第6・7章を熟読し、解釈モデルに関する知識を深めながら、面接でそれを聴き出す方法（技法）についてグループ内でよく検討して考え出すようにします。なぜならば解釈モデルを聴く（聴き出す）ための技法には決まったものはないからです。しかも実際の面接では、解釈モデルを聴くチャンス（きっかけ）は随所にあること、また患者の訴えの中で断片的に語られていること、ときには思わぬきっかけで積極的に話される場合などがあるからです。

- **患者役**は、演じ方を変えてみたり、シナリオの内容を変えてみたりして、いろいろな面接の場面をつくり出すように工夫をこらします。
- **鍼灸師役**は、解釈モデルを把握する意味と重要性とをしっかり認識し、役柄を演じる間で、実践に応用できる聴き方を研究する姿勢で学習します。
- **進行役**は、患者役が演じた患者について、話の中のどこが解釈モデルに相当する部分であったかを締めくくりの討論で明らかにし、学習の効果をグループ全員が共有できるようにまとめます。

　②身体的状況のシステムレビューの聴取は、おろそかになりがちです。面接の流れの中で区切りができ、あらたまって身体的状況のシステムレビューを聴取する場合には、必ず質問の説明と了解をとることの習慣化が鍼灸師役の学習のポイントです。

③社会歴、既往歴、家族歴の聴取も同様に了解が必要ですが、これらは症例によっては面接の早い時期に対話の話題に上る場合があります。鍼灸師役は、臨機応変に患者役の話の文脈に沿って聴き出す技法の習練をあわせて行います。

　④ステップの締めくくり（事実上の面接の締めくくり）として行う最終的な要約と、いい足りなかったことはないかを聞くことは、鍼灸師役は絶対に忘れないようにします。

- **進行役**はステップ2～3を通して、面接を途中でさえぎりません。つまり、鍼灸師役が「これで終わります」というサインを出すまで待ちます。その後の進行はステップ1で述べた段取りと同様に進めます。ただし、2巡目のシミュレーションからは時間を制限します。
- まずステップ1からステップ3までの所要時間を20分程度とする制限から、3巡目になったら15分程度に短縮するようにします。
- **観察者**はステップ2から、評価票を使って鍼灸師役の面接を評価します。評価票は、実践編と理論編で述べてきた要点をまとめ、グループで相談しながらつくったものを使います。そして、評価票に挙げた項目について、何ができて何ができなかったか、できていたら、上手にできたか改善する点は何かがわかるように段階的に評価します。
- **患者役**も、できれば患者用の評価票をつくって、患者役から見た鍼灸師役の面接を評価します。

　通常のSP（模擬患者－後述）が行う面接者に対する評価は、初対面の印象、ことば遣いについては丁寧さ・わかりやすさ、態度については信頼度・共感的リラックスの度合い、面接全般については、十分に話をさせてくれたかどうか、病歴はうまくまとめてくれたかどうか、などの項目についてです。

4 ステップ4の学習法

ステップ4の学習法は前項で述べたステップ2とステップ3の学習法に準じます。

ただし、このステップで患者に伝える治療者としての考え（病態の説明や治療方針）は、患者の鍼灸医療に対する理解と信頼に、さらには治療結果にも影響してくるものなので、グループでいろいろな場面を想定して学習に学習を重ねるようにします。

ステップ1から4までを通して学習する場合は、最初は時間を制限せずに行いますが、回を重ねるごとに20〜15分程度まで短縮しても十分に面接の成果を上げられるように学習を積み重ねます。鍼灸の臨床の実際では、医療面接として独立して設定できる時間は10分内外です。ですから最終的には10分程度の制限を設けて行うのがよいでしょう。

5 模擬患者参加による学習

ステップ1から4までの学習は、外部の模擬患者が入ると、より実践的になります。臨床実習の場で、患者を演じ、的確な観察眼を持って面接者を評価できる人を模擬患者（simulated patient：SP）といいます。

模擬患者に参加していただくと、仲間同士が役割を交代しながら学習する医療面接に比べて、臨場感溢れる実際の面接場面がつくれます。しかし、まだ鍼灸臨床における専門性を持った模擬患者はいらっしゃいません。その養成は私たちに課せられた今後の課題です。

現状では、模擬患者参加による学習はすぐにはできません。当面は、グループの学習で患者役を演ずる際に、模擬患者になりきるように努力します。そこで多少でも患者の気持ちがわかれば模擬患者の代行はできます。患者の気持ちがわかるというのも大変貴重な経験になります。患者の気持ちを汲み取れないような人は真の臨床家にはなれないことを考えれば、

ロールプレイで完璧に患者役を演ずるのも、医療面接の上達には欠かせない学習といえます。

　参考として、模擬患者用につくった症例シナリオを提示しておきます（⇨ p.196 - 203参照）。
　症例シナリオ1と2は鍼灸の臨床でよく遭遇する症例です。症例シナリオ3と4は、患者の解釈モデルを把握しないと、全人的な病態が捉えきれず、的確な治療に結びつきにくい症例です。
　提示例を参考にしてシナリオをつくってみてください。シナリオづくりも、臨床における医療面接の役割と重要性、ならびに患者理解に大いに役立ちます。

　また、面接者（この場合は鍼灸師役）を評価するために、筆者らがOSCE*で使用していた評価者用の評価票を参考として提示しておきます（⇨ p.205参照）。
　加えて、改訂にあたり、2018年5月に「丹塾」（卒後研修塾　塾頭：丹澤章八）主催で行ったワークショップ【今こそ医療面接】で使用した医療面接評価票を、末尾に提示しておきます（⇨ p.206参照）。

＊OSCE：臨床能力は、知識、技能、態度の三つの要素に分けられます。知識レベルは筆記・口頭試験によって客観的に評価できますが、態度や技術の評価は難しいとされてきました。

その困難とされてきた二つの要素を客観的に評価する方法が OSCE －オスキーと呼ぶ－（客観的臨床能力試験：Objective Structured Clinical Examination）であり、Harden らによって提唱されたものです。OSCE の信頼性と妥当性は世界的に評価され、わが国では、医学部・歯学部（2005 年より実施）・6 年制薬学部（2010 年より実施）の学生が臨床実習を行う臨床能力を修得しているかどうかを試す客観的評価試験として採用しています。

鍼灸教育界は、コメディカル分野としては真っ先に、2000 年から文部科学省の専修学校職業教育高度化開発研究委託を受け、「鍼灸等臨床教育における OSCE の導入に関する研究」を開始し、その成果をもとに、鍼灸教育機関の学生の卒前における臨床能力の評価に活用することを提唱しています。

OSCE は身体診察や刺鍼・施灸技術の評価にも適用されますが、医療面接の能力評価にはもっとも優れた方法といわれています。

付録

症例シナリオ1

○○ ○○さん　32歳、男性、既婚、家電部品メーカー企業の内勤（事務系）
弁病：筋筋膜性腰痛

【現病歴】
　6カ月前から、特に思い当たる動機はなく、腰全体に張ったような痛みを感ずるようになった。
　痛みの程度は仕事を休むほどではないので、病院には行かず今日まで様子を見ている。しかし、1カ月前から、腰全体の張ったような痛みに加えて、右の腰のウエスト付近（志室穴付近）が特に痛くなり、刺されるような痛みが加わってきた。そして痛みの程度は半年前よりひどくなってきている。痛みが足先へ放散することはない。現在は、前かがみ（前屈）ができないので、靴下や靴を履くときが一番辛い。また歩くときも腰をかばいながら歩かないと痛みがひどくなるので、何となく右に傾きながら（右に側屈しながら）歩いている。しかし、つまずいたり、足を引きずったりすること（運動障害）はなく、足の感覚にも異常（しびれ、熱感など）はない。
　安静にしているのと、風呂に浸かっているときが何より楽なので、本当は会社を休んでしばらく休養したいところだが、会社にリストラの動きがあり、この時期に会社を休むことは不利なので、無理をして出社している。

【患者の気持ち】
　現在勤めている会社は家電製品の下請け企業である。今年に入って受注が大幅に減り、不況対策としてリストラの動きがある。
　2年前に念願の持ち家を建てたがローンの大部分は残っている。結婚5年目でやっと子供に恵まれ、妻は現在妊娠7カ月である。
　こんな状況で、もし今、自分がリストラされたら家族はどうなるのだろうかと不安でたまらない。そんなせいか、最近はイライラがつのり、怒りっぽくなっている。ふとしたことで「かちん」ときてしまい、自分をもてあまし気味である。悪いと承知していても妻に八つ当たりしてしまうこともある。
　一方、今の自分自身の状況と自分を取り巻く環境（よくならない腰痛、精神不穏——イライラや八つ当たり——、リストラにまつわる将来不安）を考えると憂うつにな

り、しばしばため息がでる。

　しかし、こんな状況の中でも、腰痛さえ治れば、とりあえず会社を休まなくても済むし、どんどん仕事をこなせば、リストラの動きに精神をとんがらせなくても済むようになるであろう。気持ちの転換を図るためにも何とか腰痛を治したい想いで受診した。

　目下、ゆっくり病院にかかっている暇はない。腰痛には鍼が効くといわれていることは知っているので大いに期待しているが、鍼治療を受けるのは初めてでやや不安がある。

【現病歴の要点】
- 腰痛の発症は徐々（突発的ではない）
- 発症の動機は思い当たることはない
- 痛みの性質は、当初は張る痛さ、現在は刺されるような痛さが加わる
- 痛みの部位は腰全体、現在は特に右志室穴付近が強い
- 睡眠：寝つきが悪く、中途覚醒がある
- 食欲：減少傾向
- 汗：かきやすい
- 排泄：大便便秘傾向（便が硬くて出にくい）1行／2日〜3日、小便6回／日で正常
- 嗜好：酒少々（ビール1本程度）喫煙なし
- スポーツ歴はない

【アレルギー】
なし

【既往歴・家族歴】
特記することなし

症例シナリオ2

○○ ○○さん　45歳、男性、既婚、タクシードライバー（経験15年）
弁病：バレリュー症候群

【現病歴】
　主訴：後頭部痛、頚・肩のこりと痛み、めまい、吐き気、睡眠障害、特に耳なり。6カ月前、小型トラックに交差点で停止中に追突され、むち打ち症となる。事故翌日、会社の顧問医の整形外科で頚部のX－P検査を受けたが骨に異常はなく、中等度のむち打ち症と診断された。約1カ月カラー着装と頚の牽引、内服治療を受け受傷当初の後頭部痛、頚、肩のつっぱり感は半減したが、完治には至らなかった。仕事は1週間後より復帰、勤務時間は半日を1カ月行い現在はフルタイムに戻っている。ところが2カ月前から再び頚・肩のこりがひどくなり、そのこりが肩甲骨の間まで広がり、おまけに頭痛（後頭部）、めまい、吐き気が出始めて、仕事が日増しにつらくなってきている。以前腰痛で鍼灸にかかりよくなった経験があるので、今回も鍼灸で治まることを期待している。

【患者の気持ち】
　タクシー稼業は基本的に歩合制度である。今の身体状況ではまともな稼ぎはできない。1日も早く元気になって仕事に精を出さないと家計が成り立たない。整形外科医は時間が来れば治るというが、そんな悠長なことはいっていられないし、本当にそうなのか、他に障害があるのではないかと不安である。周囲がこの症状を理解してくれないことと、仮病と思われているふしもあって腹立たしい。

【現病歴】（何も尋ねられないときに自ら話す内容）
　むち打ち症受傷当初の頚・肩の痛み（打ち身の痛さ）とこりは、整形外科の治療で相当よくなった。（症状の程度は受傷時を10とすると約3）。しかし2カ月前から悪くなり始めた頚・肩、背中のこりは、熱感を伴いギューッと締めつけられるような痛さが加わっている。めまいは運転中の左右の確認や、バック時に頚を回すときに起こり、しばしば吐き気が伴う。後頭部の鈍痛は、客がペチャクチャしゃべりだすと余計にひどくなり、耳鳴りが始まることがある（症状の程度は受傷時を10とすると8くらいに増悪傾向）。勤務の関係から昼間に睡眠をとる必要があるのだが、なかなか寝つかれなくてイライラしている。これらの症状は疲れると余計に悪くな

るが、風呂へ入るとやや軽くなるので、温泉に行こうと思うが暇がない。
【面接者から尋ねられたら話す現病歴の内容】
- 主訴のきっかけは「むち打ち症」
- 治療により一時軽快したが、4カ月過ぎ頃から再び悪化してきた
- 受傷当時は後頭部痛、頚・肩のこりであったが、今は後頭部、頚・肩・背中のこりと痛み、めまい、耳鳴り、吐き気、睡眠障害が加わっている
- 痛みの性質は熱感を伴い、締めつけられるようである
- めまいの持続は、頚の回転で誘発され、回転性で、吐き気を伴う
- 睡眠障害は入眠障害が主である
- 仕事が満足にできるようになるのか、他に障害があるのか不安感情(イライラとうつ)が高まっている
- 性格はどちらかというと几帳面、やや神経質である
- 食欲：症状悪化に伴い減退傾向
- 体質と体調：寒がりで、手足の冷えがある。一方では汗はかきやすい
- 排泄：大便1行／2日、小便6回／日で正常
- 趣味・嗜好：釣りが唯一の楽しみであるが今は行く気になれない。晩酌はしない

【アレルギー】
なし
【既往歴】
定期健康診断の結果は正常
【家族歴】
父親は脳卒中で死去、母親80歳健在、妻、子供2子健在

症例シナリオ 3

〇〇 〇〇さん　23歳、女性、身長：165cm　体重：41kg　血圧98／54
家事手伝い
弁病：神経性食思不振症

【現病歴】

主訴：疲労、全身倦怠感

　約5カ月前（設定はGW）から急激に疲れやすくなった。買い物などに行くだけでも異常に疲れるため、外出するのが億劫になってきている。しかし、ADL面では、家事の手伝いはそれなりにこなしており、主訴が日常の生活に重大な障害となっているという意識はない。休息で疲労感は改善する。

　随伴症状としては、「体重減少」がある。最近の5カ月間で10kg痩せた。また高校生時代から感じていた「肩こり」は最近ひどくなってきて背中にもこりを感ずるようになった。「足の冷え」は以前は感じなかったが4カ月前頃から感ずるようになった。「足のむくみ」が多少ある。最近は時々「立ちくらみ」を感ずることがある。活動すると「動悸」も感ずる。

　10カ月後に結婚を控えて、4カ月前に会社を退職し、結婚準備のために何かと忙しく、また環境が変わったことと、夏の猛暑による夏負けとが疲れの原因ではないかと思っている。

　主訴と体重減少とを心配して、母親がどうしても一度診てもらいなさいとやかましくいうので、しかたなく受診を決意した。鍼灸受療経験はない。

【患者の本当の気持ち】

　6カ月前に結納を交わした。その時に婚約者の両親から体型（当時の体重53kg）のことをちょっといわれたことがきっかけで（気にさわった）ダイエットを始めた。スリム化を目指して努力した結果、減量は目標どおりに進んでいるので満足している。が、疲労感が増強してきているのがやや心配の種である。しかし自分で計画したことなので、傍の心配は余計なおせっかいと思っていて、今の体調をそれほど重大な状態とは思っていない。

　二度と元の体重には戻りたくないので、ダイエットは続けるつもりだし、欲をいえばもう少し痩せたいと思っている。

また3カ月前より生理がなく妊娠の可能性もあるのかと、多少心配している。しかし、体重を減らそうと思ったきっかけや、生理がないことなどを相談する相手もいないので困っていることも事実である。

【現病歴の要点1】
- 疲労の原因は環境の変化（暑さ負けを含む）と思っている
- 疲労と体重減少とは密接な関係があるとは思っていない
- 疲労の程度は家事手伝い程度の ADL には支障はない
- 随伴症状として、肩背部のこり、下肢のむくみ、立ちくらみ、動悸がある
- 自発的に来診したわけではない（母親の強い勧め）

【現病歴の要点2】（面接者の共感・支持の程度によって告白する）
- ダイエットをして体重を減らし、減量は目標どおりに進んでいる
- 意識して体重を減らそうとしたのだが、その動機は簡単には打ち明けられない
- 始めは規則的に無茶食いをして自己誘発嘔吐を繰り返していたが、現在は食欲は全くない
- 3カ月前から生理がなく妊娠の可能性もあるかと考えて、先週婦人科を受診したがその心配はないといわれた

【体調】
- 性格：どちらかというと几帳面、神経質である　・睡眠：寝つきが悪く、熟睡感もなく、夢をよく見る　・食欲：前出　・排出：大便便秘（便が硬くて出にくい）1行／4日〜5日、下剤乱用、小便6回／日で正常　・嗜好：飲酒、喫煙なし。甘いものが好きだが制限している　・汗：かきやすい　・生理：前出　スポーツ歴はない

【アレルギー】
なし

【既往歴】
特記することなし

【家族歴】
両親健在、兄健在

症例シナリオ 4

〇〇 〇〇さん　42歳、2児（学童期）の母親で母子家庭　パートタイマー
弁病：サルコイドーシス

【現病歴】

主訴：咳と目がかすむ（霧視）

　3カ月前から咳が止まらない。痰は出ない。また2カ月前から目がかすむようになってきた（両目）。

　3カ月前から、風邪を引いているわけでもないのに咳が出始めて一向に止まる気配がない。痰は出ない、いわゆる空咳で、咳き込むようなこともない。咳は疲れてくると多少出やすくなる。微熱もない。

　目のかすみは、2カ月前から感じ始め、1カ月前に眼科を受診。葡萄膜炎といわれ治療中である。網膜の血管が炎症を起こしているともいわれた。2週に1回通院加療中である。症状は少しずつよくなっている。

　その他に、最近疲れやすくなった。また1カ月前から指や手のひら（両手）に軽い痛みがあり、整形外科を受診、レントゲン写真では、骨が薄くなっているといわれた（骨粗鬆症とはいわれていない）。腫れもなく動きにくいこともないので、特に治療せず経過を観察しようといわれている。そのとき一緒に胸のレントゲンも撮ってもらったので、参考になるかと思って持参した。見てほしい。胸のレントゲンの結果については聞いていない。またリウマチの血液検査は弱陽性であった。

　また最近、時々、動悸を感ずることがあり、脈を計ってみるとそのときは脈が速い。その他に高校生時代バレーボールで右膝を痛めたことがあり、その痛めたところ（膝蓋骨の下部）が昨年赤く腫れて痛みだし、今は腫れは引いているが、押すと痛い大豆大のしこりが残っている。

【患者の気持ち1】

　母親がリウマチ（60歳で発症）で痛い痛いと苦しんでいるので、自分もいずれリウマチになるのではないか、今の症状はリウマチの初期症状ではないかと心配でならない。肩こりは鍼治療に時々かかって効果があることや、喘息に鍼が効くことをしばしば聞いているので、とりあえず鍼で治したいと思って来院した。

【患者の気持ち2】（何も尋ねられない時に自ら話す内容）
　夫を交通事故でなくし、遺族年金とスーパーのレジ係の収入でなんとか2児を育て、そのうえ母親の面倒も見ているので、いろいろと苦労は尽きない。いま病気になると大変だという危機感がある。

【面接者から尋ねられたら話す現病歴の内容】
- 「咳や目のかすみ」の原因は思い当たらない
- 「疲れと気苦労とが原因ならばよいが、母親の病気と関係があるのでは」と不安を感じている
- 症状の経過は特に悪くなるようではない
- 汗はかきやすいほうである。立ちくらみは時々ある（疲労時に多い）
- 生理は28日型で、生理痛は期間中に多少あるが、仕事には差し支えない
- 血圧は100〜70で安定はしているが、疲れたときなどは収縮期血圧が90に下がることがある
- 性格はやや神経質の方である　・食欲は生来細めであり、特に変化はない
- 睡眠：寝つきはよいが、よく夢を見る
- 排泄：大便2行／日軟便、小便6回／日
- 嗜好：甘いものが好き。コーヒーは一日5杯は飲む。酒は少々、喫煙はしない
- 体質と体調：身長150cm。体重42kg。冷え性で、冬は足先にしもやけができる

【アレルギー】
なし

【既往歴】
肩こりは高校生時代からあるが、記憶に残るような病気はしたことがない

【家族歴】
父は65歳で胃がんで死亡。母（70歳）はリウマチ療養中、日常動作は何とか自立している

医療面接評価票について

　17年前の初版当時と比べると、臨床医学は「患者中心の医療」へ向けての改革が進み、患者は疾患を持った社会的存在－病者－という認識のもとに、全人的に理解する（疾病を診るから、病者を観る）ことの大切さが一段と強調されています。患者のBPSモデル（⇨p.15参照）を把握する必要性の所以もそこにあります。

　改訂版の新しい評価票（⇨p.206参照）の項目は、「患者中心の医療」に即した医療面接で要求される内容を反映した事項です。初版掲載の評価票（⇨p.205参照）をいわば入門レベルとすれば、新しい評価票は、現今において、全人的医療を標榜・実践する鍼灸医療における、実地臨床レベルのものと解釈してください。

医療面接評価票（初版）

_____年____月____日　氏名_____　　評価者氏名_____

評 価 項 目	良い 4	3	2	悪い 1	自己評価・備考
自己紹介をした		✓			
患者を確認した		✓			
患者をリラックスさせた　（十分　普通　ヤヤ不足　不足）		✓			
最初は患者に話をさせた　（十分　普通　ヤヤ不足　不足）		✓			
共感的・支持的態度で接した（十分　普通　ヤヤ不足　不足）		✓			
態度―マナー、ことば遣い―の程度　　（優　良　可　不可）		✓			
患者とよく視線を合わせた　（十分　普通　ヤヤ不足　不足）		✓			
鍼灸治療の受療動機をはっきり聞いた		✓			
主訴をはっきりさせた		✓			
主訴の発症動機をはっきりさせた		✓			
主訴―症状―の経過―増悪、緩解傾向―を聞いた		✓			
主訴の詳細を聞いた		✓			
部位、性質、程度、等の項目を症例に合わせて設定					
主訴がADLに与える影響を聞いた　（明確　普通　曖昧　なし）		✓			
増悪・軽減因子を聞いた		✓			
随伴症状の有無とその経過		✓			
合併症を聞いた		✓			
主訴の要約を述べた　（明確　普通　曖昧　なし）		✓			
受療行動を聞いた		✓			
主訴に対する患者の見解（解釈モデル）を聞いた		✓			
身体状況の系統的レビュー：いわゆる十問診の項目設定		✓			
社会歴を聞いた		✓			
既往歴を聞いた		✓			
家族歴を聞いた		✓			
最終の要約を述べた　（明確　普通　曖昧　なし）		✓			
いい忘れはないかを確かめた		✓			
診療・治療への誘導を行った		✓			
得点を合計する場合はこの欄使用					

医療面接評価票（改訂版）

SP氏名＿＿＿＿＿＿　面接者氏名＿＿＿＿＿＿　評価者氏名＿＿＿＿＿＿　＿＿年＿＿月＿＿日

※該当事項に○を記入
※コメントがあれば該当項目の余白に記入
※フィードバックなどは裏面に欄を設けて記入

インタビューのプロセス

項　目	良　い	まあまあ	改善が必要
○患者さんを診察室へ迎い入れ	丁寧(ドア開けまたは立位で)	座ったまま呼び入れ	不愛想
○患者さんの着席　入室時に歩容・言動等を観察している○、観察なし×	立位で誘導　○　×	座位で勧める　○　×	無言　○　×
1.自己紹介	した	あやふや	しない
2.患者さんの確認（フルネームで）	した	苗字だけ	しない
3.患者さんをリラックスさせた	充分	まあまあ	不十分
4.最初は患者さんに話をさせた（開放型質問）	充分	まあまあ	不十分
5.共感的・支持的態度で接した	充分	まあまあ	不十分
5-1.繰り返し・うなずきの多寡	充分	まあまあ	不十分
5-2.対話中の沈黙の有無	なし	時々	多い
5-3.語りを遮る	なし	時々	多い
6.態度（マナー、敬語、言葉遣い）	良	可	不可
6-1.専門用語使用の多寡	少ない	多少	多い
7.患者さんとよく視線を合わせた	充分	まあまあ	不十分

インタビューのコンテンツ

項目	良い	まあまあ	改善が必要
8.主訴をはっきりさせた	充分	もう一歩	不十分
9.主訴（症状）のディテールを明らかにした　9-1.主訴の発症の様相は？	聞いた	あやふや	不十分
9-2.以下、主訴は、心・身のどこが？	聞いた	あやふや	聞かない
9-3.どのような性質？	聞いた	あやふや	聞かない
9-4.どの程度か（含む頻度・持続）？	聞いた	あやふや	聞かない
9-5.現在までの経過の様相は？	聞いた	あやふや	聞かない
9-6.増悪、緩解傾向は？	聞いた	あやふや	聞かない
9-7.増悪、緩解因子は？	聞いた	あやふや	聞かない

9-8.随伴症状(含む前駆症状)は?	聞いた	あやふや	聞かない
9-9.思い当たる原因・誘因などは?	聞いた	あやふや	聞かない
9-10.OPQRSTの活用は?	充分	部分的	不十分か、無い
10.システムレビューの活用(含む十問歌)は?	充分	部分的	不十分か、無い
11.アレルギー歴	聞いた	あやふや	聞かない
12.日常の活動(含むQOL)に及ぼす影響	尋ねた	あやふや	尋ねない
13.既往歴	尋ねた	あやふや	尋ねない
14.家族歴	尋ねた	あやふや	尋ねない
15.社会歴	尋ねた	あやふや	尋ねない

インタビューのプロセス2

16.受療行動	尋ねた	あやふや	尋ねない
17.鍼灸治療の経験の有無	尋ねた	あやふや	尋ねない
18.来院目的・動機	尋ねた	あやふや	尋ねない
19.不安要因(解釈モデル)	尋ねた	あやふや	尋ねない
20.要約を述べた	充分	不十分	述べない
21.いい足りないことはないかを尋ねた	聞いた	あやふや	聞かない
22.次のステップに必要な情報を与えた	充分	不足	与えない

○書く行為	ないか、少ない	許せる範囲	多い
○医療面接(対話)の流れ	スムーズ	まあまあ	ぎくしゃく

索　引

英文

attending behavior　110
Bio-psycho-social（BPS）　**15**,17-20
clarification　122
closed questions　35, 103, 105, 108
confirmation　118
conflict　124
confrontation　124
disease　17, 132
facilitation　116
focused questions　106, 108
illness　18-20, 132
interview　84
legitimization　121
multiple choice questions　107, 108
neutral questions　106, 108
open-ended questions　34, 103, 104, 108
OSCE　193, 194
paternalism　81
pattern recognition　139
QOL（Quality of Life）　72, 80, 150, 154, 185
rapport　71
reassurance　121
reflection　117
representation　142
self defense mechanism　124
silence　121
simulated patient：SP　192
summarization　118
Total Pain　175

和文

【あ】
アイコンタクト　88
挨拶　30, **90**, 169
アドヒアランス　132, 151, 154, 155
いい換え　52
医原性疾患　93, 94
依存心　115, 161
医療過誤　152, 157
インフォームド・コンセント　57, 72, **81**, 148, 150-152, 156, 160, 184, 185
インフォームド・チョイス　156
促し　50, **116**
エゴグラム　112
お辞儀　88, **91**

【か】
解釈　120
解釈モデル　20, 43-49, 48, 58, **129**–**146**, 185, 190
外傷経験　46
介助者　167
概念推進型処理　139
開放型質問　20, 21, **34,** 38, 39, **104**, 108
かかわり行動　110
確認　30, 51, 118
過剰敬語　97
家族歴　46, 49, 184, 185, 191
価値感情　181
観察者　183, 187, 191
患者教育　70, 72

患者役　183, 186-193
患者理解　70-72
感情レベル　123
既往歴　46, 49, 57, 184, 185
記憶　141, 142
記銘　141, 142
90度法　27, 87
教育　149-157
共感　51, 114, 115
共通語　98
空間的位置関係　86
クセ　100
繰り返し　**50**, **117**, 118, 127
グループ学習　183
敬語　94
傾聴　23, **50**, **110**-**128**
月経　42, 43
原穴診　54
言語障害　173
言語的コミュニケーション　65, **84**
謙譲語　95, 96
黄帝内経『素問』　67
黄帝内経『霊枢』　61
候背診　54
五感　66
個人的態度　111
古典　60-69
言霊　92
コミュニケーション　73, 80-102
コミュニケーションの仕組み　82, 83

【さ】
再教育　155

再生　142
座席の配置　87
自学自習　179
視覚障害　169
自己決定権　81
自己紹介　31, 92
自己評価　178, 180
支持　51, 115
四診　**53**-**58**, 65, 66, 73
自信　121
システムレビュー　**38**, 42, 46, 49, 184, 185, 190
視線　52, 58
肢体不自由　172
疾病　23, **132**, **133**
質問法　103-109
シミュレーション　186
社会的状態　16
社会歴　46, 49, 57, 185
習慣化　178
習癖　100
重点的質問　**35**, 106, 108
十問歌　38, 40, 46
主訴　35, 38, 46, 48, 49, 57
手話　172
準言語　89
上工　56
鍼灸師役　183, 186-191
進行役　183, 186-191
身体言語　88, 112, 113
身体全体の傾聴　125
身体的状態　16
心的葛藤　124

心的な体制　111
信頼関係　23, 44, 63, 70, 131, 147, 149
心理的距離　86, 87, 115
推論　138-141
スキーマ　120, **141**-**143**, 145
スキンシップ　66, 67
生活の質　80
精神心理的状態　16
正当化　121
生物医学モデル　16, 17, 132
生物心理社会モデル　**15**-19
セクシュアルハラスメント　158
切経　66
切診　53, **54**, 55, 65, 66, 148, 151
舌診　151
説明　147-157
全人的医療　72, 105, 178
全人的苦痛　175
選択型質問　107, 108
専門用語　86
想起　142
早期閉鎖　120
尊敬語　95, 96

【た】
待遇語　94
対人距離　87
対話　**15**, 33
妥当化　121
ターミナルな状態　174
チェックリスト　29, 101
中立的質問　106, 108
聴覚障害　170

直角法　87
直面化　124
沈黙　51, **121**
データ推進型処理　139
丁寧語　95
動機づけ　72, 154
動作　88

【な】
内出血　152
内部障害　173
認知機能　137-146
認知システム　138
認知症　166
認知レベル　123

【は】
背診　54, 66
はり・きゅうあたり　152
パターナリズム　81
パターン認識　139
備急千金要方　62
非言語的コミュニケーション　63, 65-67, 73, **86**-**89**, 114, 120
評価者　183
評価票　205-207
病苦　15, 22, 23, 112, **132**, **133**
表象　142
フィードバック　148, 153, 155, 180
腹診　41, 54, 66, 151
物理的環境　101
プラシーボ効果　93, 94
触れる　65

プロフィール　26, 33
聞診　53, **54**, 55
閉鎖型質問　35, 38, 39, **105**, 108
変容　137
変容過程　137
防衛規制　124
方言　98
望診　**53**, 65, 151
望神　54
保持　142

【ま】
身だしなみ　29, 99
脈診　54, 66, 151
民族医学モデル　132
明確化　52, **122**
目線　28

瞑眩　152
模擬患者　192
物語り（ナラティブ）　15, 76, **141**, 142
問診　14-17, 55, 56, 65

【や】
役割関係モデル　81
指点字　99
要約　35-37
要約と確認　51, **118**
抑うつ気分　174
予診票　26

【ら】
ラポール　63, 65, 67, 70, **71**, 72
リベラル・アーツ　179, 182
ロールプレイ　183

編著者略歴

丹澤 章八（たんざわ しょうはち）

1929年、東京に生まれる。1951年、信州大学松本医学専門学校卒業。1957年、医学博士（京都府立医科大学）。1959年、厚生技官を経て以後13年間実業家に転身。1972年、医師復帰　神奈川県綜合リハビリテーション・センター七沢病院勤務、リハビリテーション部長、東洋医学科部長。1976年、上海中医学院留学。1987年、東海大学医学部非常勤教授。1991年、明治鍼灸大学（現・明治国際医療大学）大学院教授。2002年、同学名誉教授。2003年〜2009年、東洋鍼灸専門学校校長。
この間、厚生省審議会委員、あんまマッサージ指圧師、はり師、きゅう師国家試験委員長などを歴任。1998年〜2005年、（社）全日本鍼灸学会会長。2009年〜、卒後研修塾「丹塾」塾頭。

主要編著

『高齢者医療のための鍼灸医療』『鍼灸最前線』（ともに医道の日本社）、『鍼灸の風景』（丹塾）、『臨床推論－臨床脳を創ろう』（錦房）など。
その他、常磐津の名取りとして国立小劇場出演経験や、自らは彫刻、陶芸、夫人は油絵で夫婦展を開くなど趣味活動は多彩多岐。

デザイン：岸和泉
イラスト：種田瑞子
DTP：小田静（株式会社アイエムプランニング）
印刷：シナノ印刷株式会社

改訂版　鍼灸臨床における医療面接（しんきゅうりんしょうにおけるいりょうめんせつ）

2002年7月30日　第1版1刷
2019年5月20日　改訂版1刷

編著者　丹澤　章八
発行者　戸部慎一郎
発行所　株式会社医道の日本社
　〒237-0068　神奈川県横須賀市追浜本町1-105
　電話　（046）865-2161
　FAX　（046）865-2707

2019 © IDO-NO-NIPPON-SHA
ISBN978-4-7529-1160-9　C3047　Printed in Japan

本書の無断転載・複写複製（コピー、スキャン、デジタル化）を禁じます。